W0071164

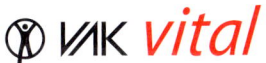

Dr. Andrea Flemmer

Echt süß!

Gesunde Zuckeralternativen
im Vergleich

Mit Ernährungstipps

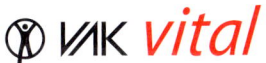

VAK Verlags GmbH
Kirchzarten bei Freiburg

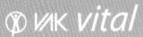

Vorbemerkung des Verlags

Dieses Buch dient der Information über Fragen der Ernährung, der Gesundheitsvorsorge und Selbsthilfe. Wer sie anwendet, tut dies in eigener Verantwortung. Autorin und Verlag beabsichtigen nicht, Diagnosen zu stellen und Therapieempfehlungen zu geben. Die Informationen in diesem Buch sind nicht als Ersatz für professionelle medizinische Behandlung bei gesundheitlichen Beschwerden zu verstehen.

Bibliografische Information der Deutschen Nationalbibliothek

Die Deutsche Nationalbibliothek verzeichnet diese Publikation in der Deutschen Nationalbibliografie; detaillierte bibliografische Daten sind im Internet über http://dnb.d-nb.de abrufbar.

VAK Verlags GmbH
Eschbachstraße 5
79199 Kirchzarten
Deutschland
www.vakverlag.de

2. Auflage: 2013
© VAK Verlags GmbH, Kirchzarten bei Freiburg 2011
Lektorat: Sigrid Hünewinkel
Fotos: S. 12 © Karin Jung/pixelio.de; S. 13 © Petra Kress/pixelio.de; S. 15, 27: © Lichtbild Austria/pixelio.de; S. 19 © Barbara Eckholdt/pixelio.de; S. 33 © Joujou/pixelio.de; S. 50 © HHS/pixelio.de; S. 63 © knipseline/pixelio.de; S. 69 © Gilles Paire/Fotolia.com; S. 72 © Pixelot/Fotolia.com; S. 75 © PhotoSG/Fotolia.com; S. 83 © Heike Rau/Fotolia.com; S. 91 © Dieter Schütz/pixelio.de; alle anderen © Microsoft ClipArt
Umschlagdesign: Hugo Waschkowski, Freiburg
Reihenlayout: Karl-Heinz Mundinger, VAK
Satz: Karl-Heinz Mundinger, VAK
Druck: MediaPrint GmbH, Paderborn
Printed in Germany
ISBN 978-3-86731-090-1 (Paperback)
ISBN 978-3-95484-065-6 (ePub)
ISBN 978-3-95484-066-3 (Kindle)
ISBN 978-3-95484-067-0 (PDF)

Inhalt

Vorwort der Autorin

Zucker schmeckt süß und ist beliebt. Dadurch, dass er billig und jederzeit verfügbar ist, wurde er immer beliebter. Gesund ist er jedoch nicht. Übergewicht und Diabetes Typ II sind nur zwei der äußerst unangenehmen Folgen des erhöhten Zuckerkonsums. Außerdem ist Zucker nur ein Energielieferant. Vitamine, Mineralstoffe, sekundäre Pflanzenstoffe oder andere gesunde Nährstoffe enthält er nicht. Dagegen liefern Süßstoffe die Süße ohne Kalorien und sie können bei vielen Krankheiten eingesetzt werden: neben der Therapie von Übergewicht und Adipositas, Diabetes mellitus, krankhafter Glukoseunverträglichkeit auch bei verschiedenen Fett- und Eiweißmangelerkrankungen sowie bestimmten Kohlenhydratstoffwechselstörungen und der Leberverfettung. Zählt man alle Menschen zusammen, die von Süßstoffen profitieren würden, wäre ihre Verwendung für mehr als die Hälfte der Bevölkerung in Deutschland sinnvoll. Grundsätzlich ist es daher gut, dass es so viele Alternativen gibt. Diese sollten jedoch zumindest preisgünstig, aber vor allem gesundheitlich unbedenklich, wenn nicht sogar gesund sein. Auch für die Industrie sollten sie gut einsetzbar sein, das heißt: ausreichend löslich, stabil in einem breiten Temperaturbereich und möglichst ohne Neben- und Nachgeschmack. Es ist jedoch nicht immer leicht, solche Alternativen zu finden bzw. die Zulassung dafür zu bekommen.

Künstliche Süßstoffe lehnen viele der Gesundheit zuliebe ab. Welche Alternativen es dafür gibt, auch davon handelt dieses

Buch. Es zeigt, welche Süßungsmittel und natürliche Ersatzstoffe es gibt und worauf man achten muss.

Während der Recherche war ich überrascht, wie viele natürliche Alternativen es gibt bzw. gäbe, wenn sie von der entsprechenden Behörde zugelassen wären. Das Internet macht es möglich einige natürliche Süßstoffe dennoch zu bekommen. So ganz ohne Risiko ist das allerdings nicht.

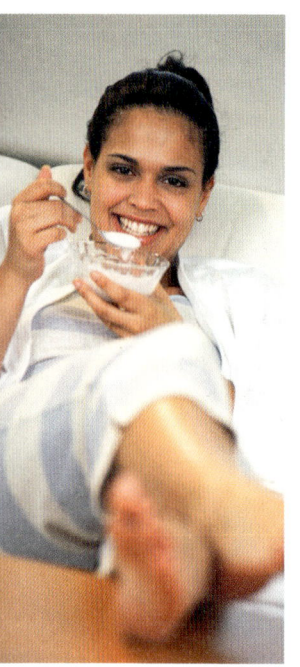

Bei dieser Gelegenheit: Was versteht man eigentlich unter natürlich? Da der Begriff nicht gesetzlich geschützt ist, wird er in diesem Buch verwendet, wenn das Süßungsmittel in der gleichen Form auch in der Natur zu finden ist oder während der Herstellung nur gering verändert wurde. Dies kann durch physikalische Prozesse wie Extraktion oder ähnliche Verfahren geschehen, nicht aber durch chemische Prozesse. Die Honiggewinnung ist hier ein gutes Beispiel. Außerdem werden natürliche Süßungsmittel aus ganzen, nicht gentechnisch veränderten Pflanzen gewonnen und haben eine positive Wirkung auf die Gesundheit. Zucker wird zum Beispiel zwar aus einer natürlichen Pflanze gewonnen, fördert jedoch nicht unbedingt die Gesundheit. Er wurde von allem, was gesund ist, im Laufe der Herstellung „befreit". Die ursprüngliche Pflanze, aus der er stammt, enthielt durchaus gesunde Nährstoffe, wie zum Beispiel Ballaststoffe, Vitamine, Mineralstoffe und sekundäre Pflanzenstoffe.

Dass Sie sich in Zukunft das Leben natürlich und gesund versüßen können, wünscht Ihnen

Dr. Andrea Flemmer

Wie und warum schmeckt man süß und bevorzugt diese Geschmacksrichtung?

Der Mensch ist in seiner Entwicklung in die Natur eingebunden. So hatten zwei Millionen Jahre lang diejenigen einen Überlebensvorteil, die schnell und ständig an energiereiche Nahrung herankamen. Dies war auch nötig, da das ständig wachsende Gehirn sehr viel Energie benötigt, nämlich 20 bis 30 % des Energiebedarfs. Damit liegt es an der Spitze des Verbrauchs aller unserer Organe, das Herz eingeschlossen. Daraus entwickelte sich auch unsere Vorliebe für fette Speisen, wie zum Beispiel Pommes frites. Außerdem benötigen wir schnell Energie – und diese bekommen wir von einfachen Kohlenhydraten, wie zum Beispiel Zucker. Ein Grund dafür, dass wir ihn so sehr lieben, denn er kann im Stoffwechsel sofort zur Energiegewinnung genutzt werden.

Nicht nur zu unserem Vorteil hat sich allerdings unser Lebenswandel von einer überwiegend bewegungsreichen zu einem nahezu bewegungslosen Leben verändert, nur die Nahrungspräferenzen blieben gleich. Ein weiterer Grund für „die süße Lust" am Zucker ist, dass uns die Vorliebe für Süßes angeboren ist.

> Die Vorliebe für Süßes ist uns angeboren!

Schon die Amnionflüssigkeit (Flüssigkeit in der Gebärmutter, rund um den Fötus) enthält Zucker. Etwa ab der 14. Woche beginnt das Ungeborene täglich bis zu drei Liter Fruchtwasser in kleinen Schlucken zu trinken und nimmt damit auch Zucker auf. Auf diese Weise sind wir bereits vor der Geburt an Süßes gewöhnt. Dann geht es munter weiter. Die Muttermilch enthält etwa 6 % Milchzucker. Zusammen mit der beim Trinken empfundenen Geborgenheit wird so der „Grundstein" dafür gelegt, dass noch im Erwachsenenalter häufig Trost in Süßem bzw. Süßigkeiten gesucht wird. Verstärkt wird dieser Effekt dadurch, dass industriell hergestellte Babynahrung häufig recht hohe Zuckermengen enthält, von denen selbst Gemüsebreie nicht verschont bleiben. Grund dafür ist weniger der Bedarf der Kleinen an Süßem, als der Appell an den Geschmack der Mutter. Die Kinder erhalten meist nur, was auch den Müttern schmeckt.

Die speziellen Kinderlebensmittel sind gegenüber Lebensmitteln für Erwachsene auch noch häufig deutlicher gesüßt und setzen die Geschmacksschwelle für „süß" immer weiter hinauf – mit entsprechenden Konsequenzen für das Leben als Erwachsene.

Dazu kommt, dass Süßes den Weg dafür öffnet, dass der Eiweißbaustein Tryptophan vom Blut ins Gehirn gelangen kann. Diese Aminosäure ist die Vorstufe des Botenstoffes Serotonin, der auch als „Glückshormon" bezeichnet wird. Dieser Kreislauf ist auch der Grund dafür, dass Menschen in Frustsituationen oder in der dunklen Jahreszeit vermehrt Süßigkeiten naschen, denn Serotonin sorgt für gute Laune.

Aber wie schmeckt man nun süß?

Heutzutage unterscheidet man fünf Grundqualitäten des Geschmacks: süß, sauer, salzig, bitter und umami (japanisch: *fleischig, herzhaft*). Dutzende verschiedenartigster Substanzen vermitteln den Geschmackseindruck süß. Leider kann man Süße nicht objektiv mit Instrumenten messen. Dazu benötigt man erfahrene Sensoriker. Mit Hilfe des ursprünglichsten aller Sinne, der Geschmackswahrnehmung, vergleichen diese „Berufsschmecker" eine definierte Menge Zucker, gelöst in Wasser,

mit unterschiedlich konzentrierten Lösungen des zu untersu-
chenden Süßstoffes. Dies geschieht so lange, bis jene Süßstoff-
konzentration gefunden ist, die auf der prüfenden Zunge den
gleichen Eindruck von Süße hervorruft wie das Zuckerwasser.
Den Geschmackseindruck „süß" kann man mit nur einer Sorte
von Geschmacksrezeptoren empfinden.

Erstaunlicherweise rufen ihn die verschiedensten Substanzen hervor. Rezeptoren sind Eiweißstrukturen, die in großer Zahl
in den Hüllen der Sinneszellen auf der Zunge stecken. Einzelne
Abschnitte der Gebilde sind als Andockstellen ausgebildet.
Diese erkennen bestimmte Stoffe, die an der Zunge vorbei-
schwimmen, und verbinden sich mit ihnen. Klick – und die Zelle
schickt das Signal „süß" ans Gehirn! Der Rezeptor besitzt eine
ganze Palette unterschiedlich gearteter Andockstellen. In eine
davon passt unser Haushaltszucker, die Saccharose, während
eine andere etwa den künstlichen Süßstoff Aspartam aufnimmt.
Je nach Andockstelle scheint die Süßwahrnehmung schwächer
oder stärker oder unterschiedlich auszufallen. Jene für den
künstlichen Süßstoff Saccharin mag bei Reizüberflutung nicht
mehr. Ab einer bestimmten Saccharinkonzentration blockiert
sie die Signalleitung ins Gehirn. Dann schmeckt der Süßstoff in
hohen Konzentrationen weniger süß als in niedrigen. Die Form
der süßen Stoffe bewirkt auch, dass einige unter ihnen eine bit-
tere Note haben. Sie setzen gleichzeitig mit dem Süßrezeptor
auch diejenigen Rezeptoren in Gang, die dem Gehirn Billeres
melden: Zwei der rund dreißig Arten von Rezeptoren für Bitter-
stoffe, die der Mensch besitzt, erkennen Saccharin und Acesulfam-K (ebenfalls ein künstlicher Süßstoff). Isst man zum Beispiel Schokolade, ist man sich nicht bewusst, dass hinter der
Identifizierung des Geschmacks als „süß" ein komplizierter Prozess steht, der bislang nicht eindeutig entschlüsselt ist (zum
Vorgang des „Süß"-Schmeckens vgl. Sütterlin 2006).

Entdeckt man eine neue Substanz, so gibt es nur wenige allgemeingültige Regeln für die physikalischen und chemischen Eigenschaften, die sie besitzen muss, damit sie eine bestimmte Qualität hat, d.h. einen bestimmten Geschmack auslöst. Eigentlich weiß man nur, dass der Stoff wasserlöslich sein muss – dann scheiden sich bereits die Geister.

Nicht nur Zucker löst den Geschmackseindruck süß aus. Auch einige Zuckerabkömmlinge, kleine oder große Eiweiße, Blei- und Berylliumsalze, große, komplex gebaute pflanzliche Zuckerersatzstoffe und Alkohole führen zur Sinnesempfindung „süß". Süß schmeckende Eiweiße sind sehr zahlreich. Künstliche Süßstoffe bestehen zum Teil daraus, aber auch in der Natur kommen sehr viele vor. Der äußerst intensive süße Geschmack entsteht vermutlich dadurch, dass sich diese Eiweißstrukturen sehr fest an den Rezeptor für Süßes heften. Man merkt das an dem über Minuten bis Stunden anhaltenden Süßgeschmack. Zucker ist dagegen ein schlechter Signalstoff. Es erfordert um Zehnerpotenzen höhere Mengen, um ihn zu schmecken.

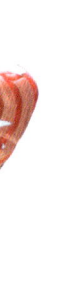

© Karin Jung/pixelio.de

Auch die Größe und die räumliche Struktur beeinflussen den Geschmack nicht sonderlich. Mit anderen Worten: Man kann bisher im Labor nichts konstruieren, von dem man sagen kann, dass es süß schmecken wird – außer man kennt die Substanz bereits und baut sie nach. Auch wenn man in der Natur eine neue Substanz entdeckt, kann man nicht vorhersagen, ob sie aufgrund ihrer Struktur süß schmecken wird oder nicht. Daher sind Süßstoffe – ob natürlich oder künstlich – fast immer Zufallsfunde.

Süßstoffe sind fast immer Zufallsfunde.

Wenn Sie Zucker reduzieren wollen

Das Geschmacksempfinden für süße Speisen kann sich ändern, wenn man bewusst die Reizschwelle senkt. Nach einer Übergangszeit von einigen Tagen ohne Süßungsmittel löst eine gering gesüßte Speise das gleiche intensive Geschmackserlebnis aus wie zuvor eine höhere Süßkonzentration. Letztere wird dann häufig als übersüßt empfunden. Durch diese Maßnahme erreicht man eine deutlich reduzierte Aufnahme von isolierten Zuckern, wodurch der Genuss von Süßem ohne gesundheitliche Nachteile möglich wird.

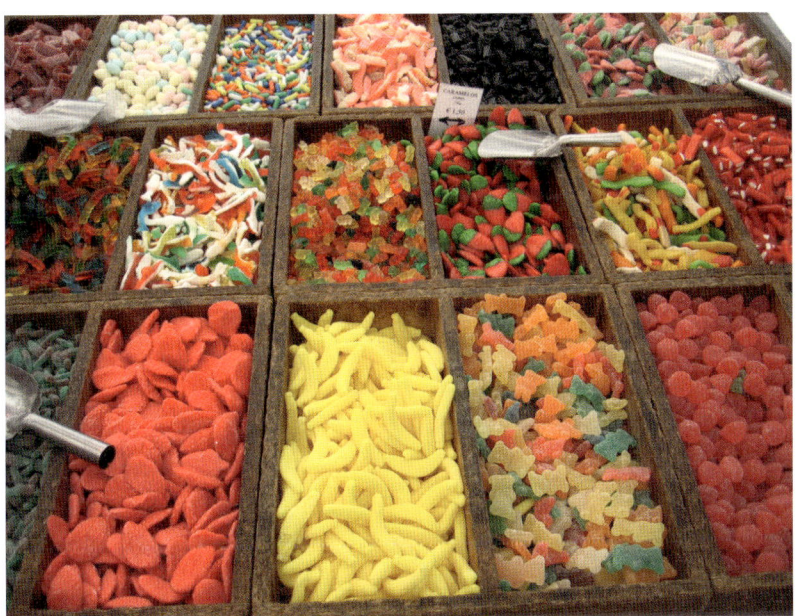

© Petra Kress / pixelio.de

Die verschiedenen Zucker und ihre Süßkraft

Unsere Grundnährstoffe sind Eiweiß, Fett und Kohlenhydrate. Letztere bestehen aus einer unterschiedlichen Anzahl und Art von Zuckerbausteinen (Sacchariden). Alle Zucker bestehen aus Kohlenstoff, Wasserstoff und Sauerstoff.

Kohlenhydrate gehören zu den wichtigste Nährstoffen in der menschlichen Ernährung und kommen vor allem in pflanzlichen Lebensmitteln vor. Sie liefern schnell verfügbare Energie und dienen als Lieferant von Kohlenstoff für die Bildung wichtiger Stoffwechselprodukte.

Saccharide werden nach der Anzahl ihrer Zuckerbausteine in folgende vier Gruppen eingeteilt:

1. Einfachzucker (Monosaccharide)

Einfachzucker sind die einfachsten Zucker und bestehen aus nur einer Zuckereinheit (die Vorsilbe „Mono" bedeutet „ein"). Eine derartige Einheit besteht aus 6 Kohlenstoff- (abgekürzt C), 12 Wasserstoff- (kurz H) und 6 Sauerstoffeinheiten (kurz O). Deshalb werden sie mit der chemischen Formel $C_6H_{12}O_6$ beschrieben.

Zu den Einfachzuckern gehören Traubenzucker (Glukose), Fruchtzucker (Fruktose) und der sogenannte Schleimzucker (Galaktose). Zwei- und Mehrfachzucker sind aus diesen Bausteinen zusammengesetzt.

Die Aufnahme von Glukose und Galaktose durch die Darmschleimhaut benötigt Energie, dagegen kann die Fruktose die

Darmschleimhaut durch Diffusion passieren und so ins Blut gelangen. Die Aufnahme von Einfachzuckern erhöht vorübergehend den Blutzuckerspiegel. Besonders schnell werden Glukose und Galaktose aufgenommen, weniger schnell die Fruktose. Entsprechend steigt der Blutzuckerspiegel nach glukose- und galaktosereichen Mahlzeiten schnell an, nach der Aufnahme von Fruktose hingegen langsamer. Der Blutzuckerspiegel kehrt auf sein Ausgangsniveau zurück, sobald die Körperzellen die Glukose aufgenommen haben.

Mit Hilfe von Glukose oder Traubenzucker wird in unserem Körper Energie gewonnen. Sie ist auch die primäre Energiequelle für unsere Hirn- und Muskelfunktion. Der Zucker ist so wichtig, dass er sogar aus anderen Stoffen, wie zum Beispiel Aminosäuren (Eiweißbausteinen) hergestellt wird, wenn er für den Körper nicht verfügbar ist.

Damit der Körper diesen Zucker verwerten kann, ist Insulin erforderlich (siehe folgendes Kapitel). Glukose findet man als Bestandteil der Saccharose in Früchten und Honig sowie in Zuckerrüben und Zuckerrohr, dann als Teil von Milchzucker, Malzzucker und Mehrfachzuckern wie der Stärke.

Fruktose (Fruchtzucker) findet man ebenfalls völlig natürlich in Früchten und Honig, allerdings in Begleitung anderer Zuckerarten. Sie entspricht zwischen 42 und 55 % des Zuckers in Bananen, Orangen und Trauben, 48 % des Zuckers in Honig und 56 bis 65 % in Äpfeln, Beeren und Wassermelonen. Wie bei Zuckeralkoholen (Definition Seite 37) auch, verträgt man keine unbegrenzten Mengen davon: Die Einzeldosis sollte maximal 25 Gramm, die Tagesdosis nicht mehr als 60 Gramm betragen.

Der sogenannte Schleimzucker (oder Galaktose) kommt – chemisch mit Glukose verbunden – als Milchzucker vor allem in Milch und Milchprodukten vor, auch in der Muttermilch. Er wird vom Organismus zur Energiegewinnung für die Zellen genutzt, da er in Glukose umgewandelt werden kann. Man findet ihn außerdem im Nervengewebe und in vom Körper gebildeten Schleimstoffen. Auch in galaktosehaltigen Mehrfachzuckern kommt er vor.

2. Zweifachzucker (Disaccharide)

Zweifachzucker bestehen aus zwei Einfachzuckereinheiten, die durch eine chemische Bindung verschmolzen sind. Die Kombination verschiedener Monosaccharide ergibt unterschiedliche Disaccharide. Die wichtigsten davon sind die Saccharose (auch Sucrose, Invertzucker, Raffinadezucker oder raffinierter Zucker genannt), Maltose (Malzzucker) und Milchzucker (Laktose).

Saccharose besteht aus je einem Zuckerbestandteil Glukose und Fruktose, die miteinander verbunden sind. Sie kommt ganz natürlich in Früchten, Pflanzensäften und im Honig vor. Man gewinnt sie aus Zuckerrüben, Zuckerrohr (deshalb Rohr- oder Rübenzucker) und in geringem Umfang aus einigen anderen Pflanzen, zum Beispiel Zuckerahorn und Zuckerpalme. Sie wird überwiegend als weißer Zucker (Kristallzucker) im Haushalt verwendet, daher auch die Bezeichnung „Haushaltszucker". Im Laufe der Verdauung wird Saccharose in ihre Bestandteile Glukose und Fruktose gespalten.

Unter Zucker versteht man im weitesten Sinne die kristallinen, wasserlöslichen und süß schmeckenden Kohlenhydrate aus den Reihen der Einfach- und Zweifachzucker. Im engeren Sinne meint man damit Saccharose. Zucker enthält keinerlei Vitamine, Mineralstoffe und Spurenelemente. Daher bezeichnet man seine enthaltene Energie (4 kcal/Gramm) auch als „leere Kalorien".

Der Milchzucker (Laktose) besteht aus je einem Bestandteil Traubenzucker (Glukose) und Schleimzucker (Galaktose). Im

Darm wird der Milchzucker von dem Enzym Laktase in seine Bestandteile gespalten, damit er vom Körper aufgenommen werden kann.

Der sogenannte Malzzucker (oder Maltose) besteht aus zwei miteinander verbundenen Glukosebestandteilen. Er ist in Honig, Brot, der Maische von Bier und Branntwein, Stärkesirup und im Malzextrakt enthalten und wird industriell aus gekeimter Gerste gewonnen. Der Zweifachzucker kommt in der Natur nicht in freier Form vor. Er entsteht im Rahmen unserer Verdauung beim enzymatischen Abbau von Stärke.

3. Mehrfachzucker (Oligosaccharide: Tri- oder Tetrasaccharide)

Oligosaccharide sind eine Gruppe von Zuckern, die aus drei bis zehn Einfachzuckerbausteinen zusammengesetzt sind. Dreifachzucker sind zum Beispiel im Honig enthalten. Andere Oligosaccharide findet man reichlich in Gemüse. Sie werden von den üblichen Verdauungsenzymen nicht abgebaut.

4. Vielfachzucker (Polysaccharide)

Polysaccharide bestehen aus mehr als zehn Zuckerbausteinen. Dazu gehören neben der Stärke ihre Bruchstücke, die sogenannten Dextrine, und Glykogen (Speicherform der Glukose in Mensch und Tier) sowie viele Ballaststoffe.

Polysaccharide sind die längste Zuckerart. Es sind alles Vielfachzucker, die aus bis zu 500 Einfachzucker-Einheiten zusammengesetzt sein können – geradlinig oder verzweigt. Derart hintereinander aufgereiht, schmecken sie nicht mehr süß.

Polysaccharide aus Dutzenden bis Hunderten geradliniger Glukoseeinheiten nennt man Amylose, sind die Ketten verzweigt, nennt man sie Amylopektin. In Stärke kommen beide Varianten vor.

Pflanzliche Fasern sind reich an Polysacchariden. Komplexe Kohlenhydrate enthalten unlösliche (Zellulose) und lösliche

Fasern (Pektin, Gummi). Bestehen sie aus Amylose, Amylopektin und anderen Bestandteilen wie Lignane, werden sie nicht verdaut. In der Regel benötigen Fasern, die komplexe Kohlenhydrate enthalten, mehrere Stunden, um im Körper zerkleinert werden zu können. Dadurch haben sie einen geringen Einfluss auf den Blutzuckerspiegel, im Gegensatz zu den einfachen Kohlenhydraten wie Saccharose, die schnell aufgenommen werden.

Unter den Polysacchariden findet man auch solche, die nur in geringer Menge vom Dünndarm aufgenommen werden können und die nur in pflanzlichen Lebensmitteln vorkommen. Dazu gehören zum Beispiel die Gelier- und Verdickungsmittel Agar-Agar und Karrageen, Ballaststoffe wie Zellulose, Hemizellulosen und Pektine. Sie werden jedoch teilweise von den Darmbakterien in kurzkettige Fettsäuren abgebaut und als solche auch aufgenommen. Auch Inulin gehört in diese Gruppe.

Die Süßkraft der verschiedenen Zuckerarten

Am stärksten süßen die Einfach- und Zweifachzucker. Sind mehrere Zucker aneinandergereiht, bzw. nimmt die Kettenlänge des Zuckers zu, nimmt die Süßkraft immer mehr ab. Daher haben bereits Mehrfachzucker mit mehr als drei Einfachzuckereinheiten kaum mehr einen süßen Geschmack.

Die Süßkraft von Saccharose setzt man auf 100 %, damit man beim Vergleich mit anderen Zuckern und Zuckerersatzstoffen eine Referenzsubstanz hat.

Traubenzucker, also Glukose allein, hat nur etwa 69 % der Süßkraft unseres Haushaltszuckers. Fruktose besitzt im Vergleich zum Haushaltszucker etwa 20 % mehr Süßkraft. Bei zunehmender Temperatur nimmt diese jedoch ab. Galaktose, Milchzucker und Maltose haben nur noch etwa 30 % der Süßkraft unseres Haushaltszuckers Saccharose. Dreifachzucker spielen zum Süßen keine wichtige Rolle mehr.

Weltweit werden etwa 150 Millionen Tonnen Zucker produziert. 28 % der Kohlenhydrate werden in den Industrieländern in dieser Form gegessen. Wie Ihnen bekannt ist, findet man Zucker auch in vielen Lebensmitteln wie zum Beispiel in Kuchen, Limonade, Schokolade, Konfitüre etc. Damit und mit anderen Süßungsmitteln lässt sich viel Geld verdienen: Weltweit werden jährlich ca. 70 Milliarden Euro umgesetzt.

Ein Vitamin- oder Mineralstoffräuber ist Zucker nicht. Die Probleme der köstlichen Süße liegen auf ganz anderer Ebene, wie Sie im Laufe des Buches erkennen werden.

Anhand der Zusammensetzung der verschiedenen Zucker und ihrer unterschiedlicher Namen können Sie jetzt auch auf den Zutatenlisten von Lebensmitteln erkennen, wo man Ihnen Zucker nur unterschieben will, indem andere Bezeichnungen dafür verwendet werden.

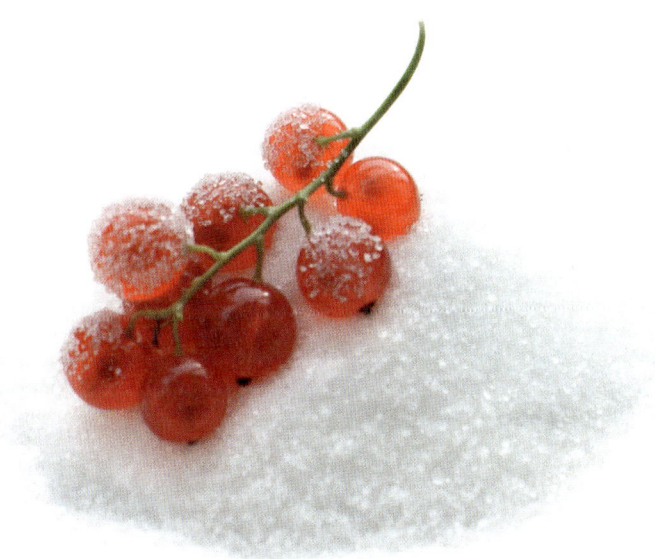

©Barbara Eckholdt/pixelio.de

Risiken des Zuckerkonsums

Zucker und Karies

„Karies ist die Zerstörung der harten Zahnsubstanz durch saure Stoffwechselprodukte von Bakterien", soweit die Definition (vgl. Biesalski et al. 2004). Aber was passiert da tatsächlich mit unseren Zähnen?

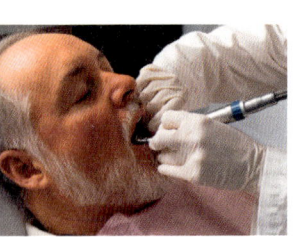

Über die Nahrung gelangt Zucker in den Mund, wo sich Bakterien befinden. Besonders der Erreger mit Namen „Streptococcus mutans" freut sich darüber. Seine Anwesenheit wird insbesondere durch Haushaltszucker gefördert. Er „frisst" sozusagen den Zucker und verdaut ihn. Den unverdaulichen Rest scheidet er wieder aus: Säuren wie zum Beispiel Milchsäure. Diese lösen den Zahnschmelz auf. Das Ergebnis sind Löcher in den Zähnen bzw. Karies.

Um sich richtig wohl zu fühlen, bildet der Keim eine sogenannte „Plaque", das ist die weiße Schicht, die wir beim Zähneputzen entfernen. Sie besteht auch aus Kohlenhydraten, also dem Zuckerrest, den das Bakterium nicht verdauen kann. Damit kann er sich am Zahn sehr gut festhalten und von dort sein Zerstörungswerk beginnen und fortsetzen. Besonders gerne setzt er sich in den kleinen Einkerbungen (Fissuren) der Backenzähne fest, die heutzutage beim Zahnarzt versiegelt werden können.

> Karies ist die Zerstörung der harten Zahnsubstanz durch saure Stoffwechselprodukte von Bakterien.

Was versteht man unter „Kariogenität"?

Unter „Kariogenität" eines Stoffes versteht man sein Vermögen Karies hervorzurufen. Sie hängt unter anderem davon ab, ob die zugeführten Zucker von sich aus am Zahn kleben bleiben (zum Beispiel Honig). Karies wird am ehesten begünstigt durch Haushaltszucker (Saccharose), gefolgt von Traubenzucker (Glukose). Dann nimmt die Kariogenität vom Fruchtzucker (Fruktose) zum Milchzucker (Laktose) und zu allen Süßmitteln, die diese Zucker enthalten (zum Beispiel Honig, Apfeldicksaft), leicht ab. Auch brauner Zucker ist im Übrigen kariogen, auch wenn häufig das Gegenteil behauptet wird.

Zucker und Diabetes

Essen wir Kohlenhydrate, so werden sie im Laufe der Verdauung in Einfachzucker abgebaut. Sobald Traubenzucker (Glukose) ins Blut gelangt, schüttet der Körper Insulin aus. Beim gesunden Menschen sorgen die Hormone Insulin und Glucagon dafür, dass der Blutzuckerspiegel immer in gleicher Höhe (80 – 120 mg Glukose/100 ml Blut) bleibt. Insulin bewirkt, dass der Traubenzucker in die Zellen aufgenommen wird, Glucagon sorgt bei zu geringem Zuckerspiegel dafür, dass er aus den Depots abgebaut wird und ins Blut gelangt. Steigt der Blutzucker zu stark an, kann es zum diabetischen Koma kommen, sinkt der Blutzuckerspiegel, bekommt man zuerst Hungergefühle oder sogar Heißhunger, sinkt er zu stark ab, kommt es zum lebensgefährlichen hypoglykämischen Schock mit Bewusstseinsstörungen bis hin zum Koma.

Insulin hat viele Aufgaben. Es sorgt zum Beispiel dafür, dass:

- die Zellwände für den Zucker durchlässig werden und ihn aufnehmen können, um damit Energie zu gewinnen,

- das aufgenommene Fett in Form von körpereigenem Eiweiß gespeichert wird,
- ebenso die Aminosäuren als körpereigenes Eiweiß gespeichert werden,
- überschüssige Glukose in Form von Glykogen abgelagert wird.

Wird kein oder zu wenig Insulin gebildet bzw. reagieren die Zellen unempfindlich auf Zucker, so liegt eine Zuckerkrankheit, das heißt Diabetes I (genetisch bedingt) oder II vor. Letzterer macht 90 % der Diabetesfälle aus und wurde ursprünglich als Altersdiabetes bezeichnet, da er bis vor kurzem vorwiegend bei älteren Personen auftrat und in der Regel von Übergewicht verursacht wurde. Auch heute noch sind 90 % aller Typ-II-Diabetiker übergewichtig. Heutzutage gehört in der Regel auch noch Bewegungsmangel dazu. Daraus ergibt sich eine unselige Reaktionskette: Infolge des übergroßen Zuckerangebots muss die Bauspeicheldrüse mehr Insulin produzieren, damit der Blutzuckerspiegel sein normales Niveau beibehalten kann. Es entsteht ein relativer Insulinmangel. Obwohl ausreichende Mengen des Hormons gebildet werden, werden die Zellen unempfindlicher dagegen (Insulinresistenz). Dazu kann es auch zu einer Erschöpfung der Insulin produzierenden Zellen kommen. Damit entsteht ein absoluter Insulinmangel.

Diabetes bedeutet, dass der Körper den zugeführten Zucker nicht mehr verwerten kann. Die Zellen bekommen keine oder weniger Glukose zur Energiegewinnung, der Blutzuckerspiegel im Blut bleibt hoch bzw. steigt an und Zucker wird ausgeschieden. Gleichzeitig werden aber auch große Flüssigkeitsmengen abgegeben und mit ihnen Mineralstoffe. Dies kann richtiggehend zur Austrocknung führen.

Vorsicht Diabetes selbst gemacht!

Ein zunehmendes Problem unserer Gesellschaft ist der sogenannte „Altersdiabetes" bzw. Typ II-Diabetes, der inzwischen
durchaus schon Kinder betrifft. Leider wird er bei uns immer
noch durchschnittlich erst sieben Jahre nach seinem Beginn di-
agnostiziert. Während dieser verlorenen Zeit sind schon erste
schleichende Dauerschäden an Nerven, Gefäßen, Herz und Nieren entstanden, die allein durch eine Ernährungsanpassung
hätten vermieden werden können. Die ernst zu nehmende Erkrankung kann man jedoch oft – allein durch Abnehmen einiger
Kilo – verhindern bzw. auch wieder zum Verschwinden bringen.
Dabei helfen Süßstoffe.

Das Problem hoher Insulinmengen ist, dass die Zellen immer
unempfindlicher gegen das Hormon werden, bis sie schließlich
gar nicht mehr darauf reagieren. Infolgedessen kann der Körper
den Zucker aus der Nahrung nicht mehr in die Zellen aufnehmen
und der Blutzucker steigt.

Man nimmt an, dass genau dadurch im Laufe der Zeit Diabetes Typ II, also der vormals sogenannte „Alterszucker" entsteht.
Auch eine zu hohe Kohlenhydratzufuhr, wodurch ja wieder Trau-
ben- und gegebenenfalls Fruchtzucker entsteht, wird von einigen Experten kritisch gesehen.

Diabetes muss man sehr ernst nehmen, denn es handelt sich
um eine heimtückische Krankheit. Wenn sie nicht optimal behandelt wird, führt sie im Laufe der Zeit zu Nierenversagen, Sehstörungen bis hin zur Erblindung, schmerzhaften Nervenschä-
den und Problemen an den Blutgefäßen. Eine gefürchtete
Komplikation ist der Schlaganfall, der bei Diabetikern etwa
fünfmal so häufig ist wie bei Gesunden.

Aber auch Fettsucht scheint durch denselben Mechanismus
zu entstehen wie Diabetes Typ II. Damit nicht genug: Hohe
Blutinsulin-Konzentrationen werden auch mit dem Anstieg der

Triglyzeride (das sind bestimmte Blutfette) im Blut in Verbindung gebracht. Der Grund: Überschüssiger Zucker (Glukose) im Organismus wird in Fett (Triglyzeride) umgewandelt und ins Körperfettgewebe eingelagert, wobei die Ablagerungen in der Körpermitte als besonders kritisch angesehen werden. Und: Insulin hemmt den Fettabbau! Zucker ist mit ein Grund dafür, dass wir bei einer Diät unsere Fettpolster nicht reduzieren können.

Sich von Diabetes Typ II wieder befreien

Typ II-Diabetes kann in 40 % aller Fälle nur durch eine Ernährungsumstellung behandelt werden! Bei milden Formen genügt es oft schon einige Kilo abzunehmen und die Blutzuckerwerte normalisieren sich. Zusätzlich ist noch Sport erforderlich. Dafür muss man sich dann auch nicht spritzen und immer wieder zum Arzt gehen, um den Blutzuckergehalt kontrollieren und gegebenenfalls richtig einstellen zu lassen. Sie sollten nur darauf achten, die richtigen Kohlenhydrate zu essen: wenig Fett, Vollkorngetreide, Reis, Obst und Gemüse und Sie werden bzw. bleiben gesund. Sie erkennen das daran, dass der sogenannte HBA1c-Wert (siehe Erklärung der Fachbegriffe im Anhang) im Blut nicht über 7 mg % liegt. Dieser Wert ist verlässlicher als der aktuelle Blutzuckerwert, da er die längerfristige Stoffwechseleinstellung anzeigt.

> Typ II-Diabetes kann in 40 % aller Fälle nur durch eine Ernährungsumstellung behandelt werden.

Zucker und Übergewicht

Als sicherer Risikofaktor für die Entstehung von Übergewicht und Adipositas gilt die Ernährung mit einer Kost, die den Zuckerspiegel rasch ansteigen lässt. Dies ist zum Beispiel bei Erfrischungsgetränken und Süßigkeiten der Fall, aber auch bei Weißbrot. Der Effekt beruht auf der stärkeren Insulinausschüttung nach einem höherem Blutzuckeranstieg und der niedrigeren Sättigungswirkung dieser Nahrung. Meist enthalten diese Nahrungsmittel, wie zum Beispiel Schokolade und Feingebäck, gleichzeitig viel Fett, was zusätzlich das Risiko für Übergewicht fördert. Außerdem kann die Geschmackskomponente „süß" einen Anreiz darstellen, das Sättigungsgefühl zu übergehen und mehr zu essen als nötig.

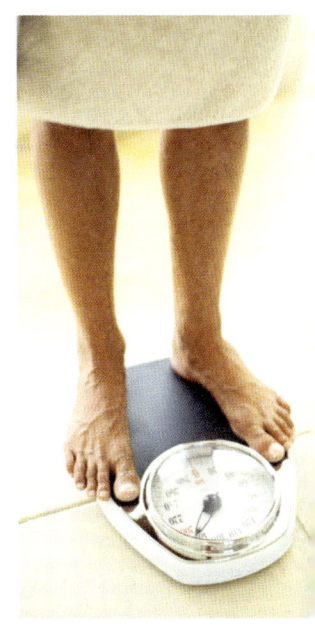

Alternative Süßungsmittel

Zum natürlichen Zuckerersatz werden süß schmeckende Lebensmittel gezählt, die ohne nennenswerte industrielle Verarbeitung erzeugt werden. Sie gelten als Alternative zum hoch gereinigten Raffinadenzucker. Alle haben einen charakteristischen Eigengeschmack, den man in den entsprechend gesüßten Speisen herausschmeckt. Aus Obst gewonnene Süßungsmittel schmecken fruchtig, Ahornsirup und Ursüße karamelartig. Auch Melasse und Zuckerrübensirup sind durch einen intensiven Geschmack geprägt.

Zu diesen alternativen Süßungsmitteln gehören zum Beispiel Honig, Fruchtdicksäfte und Sirupe. Im Gegensatz zum reinen Haushaltszucker enthalten sie neben den Ein- und Zweifachzuckern – wenn auch geringfügig – Mineralstoffe, Spurenelemente, sekundäre Pflanzenstoffe etc. Im Vergleich zum hohen Energiegehalt ist dies jedoch bedeutungslos.

Man sollte von den folgenden Süßungsmitteln nicht zu viel essen, denn sie führen – im Übermaß genossen – langfristig zu denselben gesundheitlichen Problemen wie der gewöhnliche Haushaltszucker. Mehr noch: Sie sind aufgrund ihrer Klebrigkeit in der Regel sogar zahnschädigender als Zucker und ebenso kalorienreich. Infolge ihres Eigengeschmacks verwendet man jedoch meist geringere Mengen davon als von reinem Haushaltszucker und süßt damit weniger.

Alternative Süßungsmittel, wie Honig, Fruchtdicksäfte und Sirupe, führen – im Übermaß genossen – langfristig zu denselben gesundheitlichen Problemen wie der gewöhnliche Haushaltszucker.

Honig: Seit Jahrtausenden bekannt

In einigen Kochbüchern und alternativen Ernährungsratgebern findet man statt Zucker Honig als gesunde Alternative. Auch als Brot- oder Brötchenaufstrich ist er beliebt. Sehen wir uns diese „Alternative" einmal genauer an:

Honig war das erste natürliche Süßungsmittel der Menschheit. Seine Verwendung geht auf vorgeschichtliche Zeiten zurück. Sogar aus einer steinzeitlichen Höhlenmalerei in Spanien von ca. 7000 vor Christus ist er bekannt. Bis ins späte Mittelalter war Honig das wichtigste Süßungsmittel. Bis heute ist er eine natürliche Süße. Etwa 1,4 kg Honig pro Kopf werden jährlich in Deutschland verzehrt. Damit sind die Deutschen „Weltmeister" im Honigverbrauch.

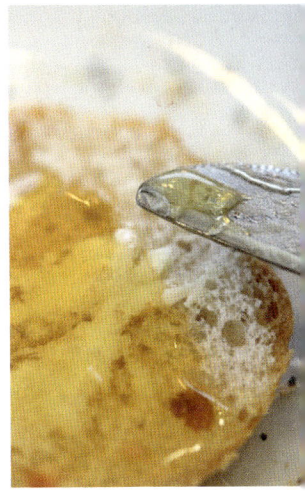

© Lichtbild Austria/pixelio.de

Welche „Süßstoffe" findet man in Honig?

Honig besteht zu je 40 % aus Trauben- und Fruchtzucker. Während der Lagerung kristallisiert Glukose aus und der Honig wird fester. 20 % des Honigs sind Wasser. Außerdem enthält er kleine Mengen weiterer Zuckerarten, wie zum Beispiel die Zweifachzucker Saccharose und Maltose, sowie Drei- und Mehrfachzucker.

In Spuren findet man noch Fett, Eiweiß, Enzyme und Vitamine. Die Süßkraft des Honigs entspricht etwa der des Haushaltszuckers. Er verfügt über ein unglaublich weites Spektrum an verschiedenen Aromen, was mit den durch die Bienen genutzten Trachtquellen zusammenhängt.

Ist Honig gesünder als weißer Zucker?

Honig hat fast dieselbe Kalorienmenge wie Zucker (100 g liefern 325 kcal/1360 kJ). Wurde er nicht erhitzt, enthält er Enzyme, die gegen Mikroorganismen aktiv sind, größere Mengen Antioxidantien und höhere Konzentrationen an Nährstoffen.

Eine Heilwirkung, zum Beispiel Wundverschluss, ist wissenschaftlich nur bei ganz speziellen Sorten nachgewiesen.

Kokosblütenzucker – „Gula Java" (Bio-Kokoszucker)

Kokosblütenzucker, der auch unter dem Handelsnamen „Gula Java" bekannt ist, wird auch Kokosblütennektar und Toddy genannt. Er ist eine Art Palmzucker. Nach Angaben der FAO (Food & Agriculture Organization) ist er der nachhaltigste Zucker der Welt, da die Ursprungspflanze, die Palme *Cocos nucifera*, nicht

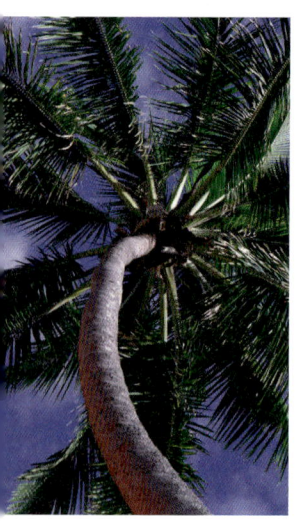

nur zur Zuckergewinnung Verwendung findet. Man kann sie vollständig verwerten. Aus den Kokosnüssen können zum Beispiel Kokoswasser, -öl, -milch, -mehl und -fasern gewonnen werden. Aus den Kokosblüten kann man Saft erzeugen, den man zu Zucker verdicken oder zu Wein, Essig oder Alkohol vergären lassen kann. Auch das Holz und die Fasern können zu verschiedensten Produkten verarbeitet werden.

Der Kokosblütenzucker wird unter biologischen und Fairtrade-Grundsätzen erzeugt. Er hat eine deutlich höhere Zuckerausbeute als Rohrzucker, kann wie Rohr- oder Rübenzucker verwendet werden und hat einen hohen antioxidativen Wert.

Palmzucker kann auch aus anderen Palmenarten hergestellt werden. In Afrika stammt der Saft dafür meistens von der Dattelpalme, aber auch die Jaggery-Palme, die afrikanische Ölpalme etc. können den Zuckersaft liefern. Man nutzt in der Regel den Blütensaft, den jede Palme liefert.

Der gewonnene Zucker hat einen cremigen, süßen Geschmack mit einem Hauch Karamell. Er eignet sich besonders für das Süßen von Desserts, Currys und Soßen. Leider ist dieser Zucker nicht ganz billig: 22,– bis 30,– Euro pro Kilogramm muss man dafür investieren.

Weitere Alternativen zum Haushaltszucker

In Deutschland handelt es sich bei einheimisch erzeugten Fruchtdicksäften überwiegend um schonend eingedickte Birnen- oder Apfelsäfte. Sie enthalten bis zu 85 % fruchteigene Süße, vor allem Fruchtzucker, und werden als Ersatz für Zucker verwendet, von dem sie die Hälfte der Süßkraft aufweisen. Ihren Geschmack erhalten sie vor allem durch die Fruchtsäuren von Apfel und Birne. Wird ihnen Saccharose zugegeben, dürfen sie nicht mehr als Dicksäfte vertrieben werden. Sie heißen dann zum Beispiel „Fruchtsüße" und ihr Zuckergehalt muss angegeben werden.

Agavendicksaft entsteht aus einer Kakteenart, der Agave, die bei uns als Zierpflanze bekannt ist. Er kommt in der Regel aus Mexiko. Der dünne Saft stammt aus den Blüten der Agave und wird durch Hitze eingedickt. Er hat aufgrund seines hohen Fruktosegehaltes eine etwas höhere Süßkraft als Zucker und gleichzeitig weniger Energie. Man unterscheidet den Dicksaft der blauen und der wilden Agave. Ersterer hat einen hohen Fruktoseanteil. Letzterer schmeckt zwar genauso und ist auch ebenso vielseitig verwendbar, hat aber einen höheren Traubenzuckeranteil. Bedeutende gesunde Inhaltsstoffe kennt man auch von ihm nicht.

Apfel- und Birnenkraut werden durch Kochen des Obstes, Abpressen des Saftes und anschließendes Eindicken hergestellt. Auch Kristallzucker darf zugegeben werden.

Von einem Sirup spricht man bei einer dickflüssigen, konzentrierten und meist stark zuckerhaltigen Flüssigkeit, die durch Einkochen von Zucker in Wasser, Fruchtsäfte oder Pflanzenauszüge oder durch Verzuckerung von Stärke gewonnen wird. Sirupe werden nicht nur im Privathaushalt als süßer Brotaufstrich, zum Süßen oder zum Backen verwendet, sondern auch industriell.

Zuckerrübensirup entsteht aus geschnetzelten Zuckerrüben durch Reinigen, Kochen und Eindampfen des gepressten Saftes. Durch das Kochen erhält er auch auch seine Farbe. Von den Inhaltsstoffen ist nur sein Eisengehalt erwähnenswert.

Ahornsirup stammt vorwiegend aus Kanada und den USA. Es handelt sich um den eingedickten Saft des Zuckerahornbaumes. Vor der Blüte im Frühjahr werden ein bis fünf kleine Löcher in die Bäume gebohrt und der ausfließende Saft gesammelt. Aus 40 bis 50 Litern davon entsteht durch Eindicken ein Liter Ahornsirup. Er verdirbt relativ rasch und sollte im Kühlschrank aufbewahrt werden. Auch Einfrieren ist möglich.

Dattelsirup war bereits im alten Orient ein wichtiges Süßungsmittel.

Topinambursirup gewinnt man aus den Knollen von *Helianthus tuberosus*, die auch Erdartischocke genannt wird.

Maniok zählt in den tropischen Regionen der Erde zu den wichtigsten Grundnahrungsmitteln. Um Manioksirup herzustellen, versetzt man Maniokstärke mit Wasser. Durch natürlich vorhandene Enzyme wird sie teilweise zu Traubenzucker abgebaut. In ländlichen Bereichen dient Manioksirup als Ersatz für den teureren Rohrzucker. Er hat in etwa die Hälfte der Süßkraft von Zucker.

Bei braunem Zucker (auch Farin oder Farinzucker) handelt es sich lediglich um ein Zwischenprodukt bei der Herstellung von „weißem Zucker" aus Zuckerrüben oder Zuckerrohr. Üblicherweise wird jedoch schlichtweg weißer Zucker angeboten, dem karamellhaltige Melasse (Zuckersirup) untergemischt ist. Durch die anhaftenden Sirupreste ist er bräunlich gefärbt. Die klebrig feuchten Rückstände mögen Bakterien besonders gerne, daher hält dieser Zucker auch nicht so lange wie der übliche weiße Zucker.

Kandiszucker besteht aus besonders groben Kristallen, die aus reinen Zuckerlösungen langsam kristallisiert werden. Braunem Kandiszucker gibt man karamellisierten Zucker zu.

Isoglukose (Maissirup, Maiszucker) ist Zucker, der aus Mais gewonnen wird.

Für Invertzucker gibt es verschiedene Definitionen. Manche bezeichnen Saccharose so, andere Honig. Aber eigentlich handelt es sich um Saccharose, der Säure zugegeben wird. Infolgedessen wird sie in Glukose und Fruktose gespalten. Deshalb ist der Zucker leichter wasserlöslich und bleibt auch in hohen Konzentrationen gelöst. Unter anderem dient er zur Herstellung von Bonbons.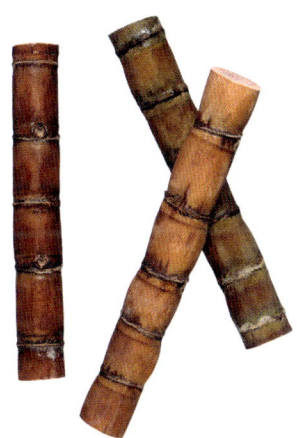

Vollrohrzucker ist der eingedickte Saft des in den Tropen angebauten Zuckerrohrs. Er hat eine gelb- bis dunkelbraune Farbe und ist schlecht löslich, schmeckt karamelartig und wenig süß.

Unter Rapadura, erhältlich im Naturkost- oder Bioladen, oder Ursüße aus dem Reformhaus versteht man ungereinigten, getrockneten und pasteurisierten Zellsaft des Zuckerrohrs. Die dickflüssige Masse wird noch gefiltert und im Vakuum schonend eingedickt.

Vollzucker, den man im Reformhaus erhält, ist getrockneter Zuckerrübensaft.

Auch Melasse ist ein Produkt aus der Zuckerproduktion und wird ähnlich wie Ursüße hergestellt. Es handelt sich um einen dunklen, sirupartig zähflüssigen und bittersüß schmeckenden Rückstand, der als Nebenprodukt bei der Raffination von Zucker anfällt. Je nach Quelle des Zuckers unterscheidet man zwischen Zuckerrüben- und Zuckerrohrmelasse. Sie enthält etwa 50% Zucker, 20 % Wasser sowie 30 % Rückstände aus der Zuckerquelle. Melasse wird in verschiedenen Industriezweigen genutzt. Man vergärt sie zur Gewinnung von Alkohol, zum Beispiel Rum und Arrak, und verwendet sie als Futtermittel in der Landwirtschaft. Auch in der Biotechnologie wird sie eingesetzt, etwa als Hilfsmittel zur Vermehrung von Hefen. Im Privathaushalt wird sie oft als Brotaufstrich, ähnlich wie Honig, verwendet.

Vorteile alternativer Süßungsmittel

Der Vorteil alternativer Süßungsmittel wie Honig, Fruchtdicksäfte etc., ist ihr dominierender Eigengeschmack. Damit erschweren sie ein Übersüßen und erleichtern somit eine Geschmackssensibilisierung. Die Verwendung von Zuckeraustauschstoffen und Süßstoffen führt dagegen nur zu einem Austausch von Zuckern, ohne dass dabei eine grundsätzliche Änderung des Geschmacks und damit der Ernährungsgewohnheiten unterstützt wird.

Leider wird ein „zuckerbewusstes" Einkaufen durch die Vielfalt der auf Zutatenlisten erscheinenden Zuckernamen wie „Glukosesirup" und „Invertzucker" erschwert. Sie haben diese Bezeichnungen nunmehr kennengelernt und wissen, was dahinter steckt. Würden die Hersteller all diese Zuckerinhaltsstoffe zusammenfassen, müssten sie sie weiter vorne in der Zutatenliste angeben und damit zu erkennen geben, dass mehr Zucker enthalten ist. Das würde unter Umständen bewusste Käufer und Käuferinnen abschrecken. Daher bevorzugt man diese ungenauen und für Laien oft nicht zu durchschauenden Begriffe.

Fazit: Wenn Sie schlank sind, nicht unter Diabetes leiden und Zucker aufgrund einer Diät oder aus sonstigen Grünen meiden wollen, können Sie von den aufgeführten Produkten das auswählen, das Ihnen am besten schmeckt und preislich am meisten zusagt. Falls Sie Diabetiker sind, abnehmen möchten oder die Zähne schonen wollen, ist es besser eines der Produkte zu verwenden, die in den Kapiteln „Zuckeraustauschstoffe" (ab Seite 51) und „Natürliche Süßstoffe" (ab Seite 68) vorgestellt werden.

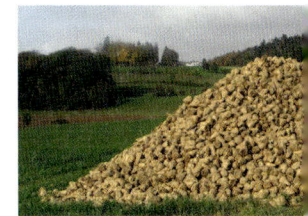

© Joujou/pixelio.de

Süßstoffe und Zuckeraustauschstoffe

Worin besteht der Unterschied?

Süßstoffe sind künstliche oder natürliche Ersatzstoffe für Zucker mit einer nahezu unglaublichen Süße. Der natürliche Süßstoff Thaumatin ist zum Beispiel zwei- bis dreitausend Mal süßer als unser Haushaltszucker! Süßstoffe können daher in sehr kleinen Mengen im Milligrammbereich in Lebensmitteln eingesetzt werden. Man stellt sie chemisch her oder isoliert sie aus Pflanzen oder Mikroorganismen.

Die DGE (Deutsche Gesellschaft für Ernährung e.V.) sieht viele Vorteile in ihnen: *„Süßstoffe sind hervorragend geeignet für eine kalorienarme Ernährung, da sie keinen oder nur einen sehr geringen Brennwert besitzen. Sie beugen also Übergewicht vor oder helfen bei der Gewichtsreduktion. Anders als kariesfördernde Haushaltszucker wirken sich Süßstoffe positiv auf die Zahngesundheit aus, denn die Mundbakterien können sie nicht verwerten und somit auch keine zahnschädigenden Säuren herstellen. Süßstoffe beeinflussen weder den Insulinspiegel noch den Appetit. Durch ihre insulinunabhängige Verwertung im Körper sind Süßstoffe auch für Diabetiker gut geeignet. Süßstoffe erhöhen den Blutzuckerspiegel nicht. Sie sind auch ein idealer Begleiter der momentan beliebten Low-Carb-Diäten, da sie kohlenhydratfrei sind ...“* (Zitat übernommen aus: Vollborn und Georgescu 2006).

Süßstoffe gehören zu den Lebensmittelzusatz-
stoffen. Sie werden vom Körper völlig oder weitgehend unverändert ausgeschieden. Mit Ausnahme
von Aspartam (künstlicher Süßstoff) können sie über
längere Zeit gelagert werden, ohne dass sie verder-
ben oder ihre Süßkraft einbüßen. Die meisten können auch gut erhitzt werden. Enthält ein Lebensmittel

> Süßstoffe sind künst-
> liche oder natürliche
> Ersatzstoffe für
> Zucker mit einer na-
> hezu unglaublichen
> Süße.

Süßstoffe, muss in der Kennzeichnung darauf hingewiesen werden. Ein Nachteil ist ihr charakteristischer Nach- oder Beigeschmack, der ihren Einsatz einschränkt. Vorsichtshalber haben
die WHO und andere Gremien Höchstwerte für ihre Tageszufuhr
festgelegt, die nicht überschritten werden sollten. Die Verbraucherzentrale ist der Ansicht, dass folgende Süßstoffe für Kinder
nicht zu empfehlen sind: Acesulfam-K, Aspartam, Cyclamat,
Saccharin und Neohesperidin DC. Bei allen künstlichen Süßstoffen, aber auch bei Thaumatin rät sie vom häufigen Verzehr bzw.
vom Verzehr größerer Mengen ab.

Die meisten Süßstoffe fand man zufällig, zum Beispiel bei der
Suche nach Medikamenten. In den 1970er Jahren untersuchte ein
ausländischer Doktorand in Großbritannien chemische Verbindungen daraufhin, ob sie sich als Ausgangsprodukte für chemische Produktionen eigneten. Er sollte chlorierte Zuckermoleküle
durchtesten. Statt „to test" verstand er jedoch „taste" (englisch:
schmecken) – und bemerkte die sensationelle Süße von Sucralose.

Viele – insbesondere künstliche Süßstoffe – werden miteinander und untereinander kombiniert. Solche Mischungen bringen
viele Vorteile:

● Sie haben einen noch intensiveren Süßgeschmack, als die ein-
  zelnen Substanzen. Man spricht von einem synergistischen –
  also sich gegenseitig verstärkenden – Effekt. Acesulfam-K und
  Aspartam, gemischt im Verhältnis eins zu eins, sind um bis zu

100 % süßer. Anders formuliert benötigt man von ihnen nur die halbe Menge, um die gleiche Menge an Zucker zu ersetzen.
- Sie verbessern den Geschmack. So kann Cyclamat weitgehend den bitteren Geschmack von Saccharin unterdrücken.

Der Nachteil von Süßstoffen ist, dass sie keine Masse haben, keinen „Körper" wie Lebensmitteltechnologen sagen. Deshalb werden künstlich gesüßte Nahrungsmittel und Süßstoffe für den Hausgebrauch mit Füllmaterialien auf Volumen gebracht, erläutert Sabine Sütterlin. Sie erklärt, dass dazu oft Zuckeraustauschstoffe oder Abbauprodukte der Stärke dienen. So kommen zwar einige Kalorien hinzu, aber nur wenige, aufgrund der hohen Süßkraft der Mischung. Sucralose etwa eignet sich in reiner Form nicht zum Gebrauch im Haushalt. Deshalb streckt man sie in Nordamerika mit Traubenzucker oder Maltodextrin. Dann kann man sie wie Zucker zum Kochen und Backen verwenden, mit einem Zehntel der Kalorien. Sogar Light-Getränke enthalten derart süße Füllstoffe, weil ihnen sonst das „Mundgefühl" fehlt, der richtige Sinneseindruck des Getränks in der Mundhöhle. Hier ist Zucker einfach von Vorteil: Er hat ein gutes Mundgefühl, „Körper", Geschmack und kann gut verarbeitet werden (vgl. Sütterlin 2006).

Süßstoffe findet man:
- in Tablettenform für Heißgetränke,
- in flüssiger Form als Tafelsüße,
- als flüssigen Süßstoff zum Kochen, Backen und für Desserts,
- als sogenannte Streusüßen in Pulverform.

Sie dürfen nur für bestimmte Lebensmittel eingesetzt werden. Folgende Gesetze regeln ihre Verwendung und Kennzeichnung sowie die möglichen Höchstmengen:
- Zusatzstoff-Zulassungsverordnung,

- die EG-Richtlinie (94/35/EG) über Süßungsmittel, die in Lebensmitteln verwendet werden dürfen, und die Verordnung über diätetische Lebensmittel.

Bedenkt man dann noch, dass für den Anbau von Zuckerrüben und Zuckerrohr beträchtliche landwirtschaftliche Nutzflächen verloren gehen, die sinnvoller für den Anbau gesundheitsfördernder Pflanzen verwendet werden könnten, sind Süßstoffe wieder im Vorteil. Dies gilt insbesondere für Entwicklungsländer, die Zuckerrohr zum Export anbauen.

Zuckeraustauschstoffe sind ganz anders als Süßstoffe. Sie sind in der Regel etwas weniger süß als Zucker. Das erklärt auch, warum ihnen häufig Süßstoffe zugesetzt sind (zum Beispiel Sorbit mit Saccharin). Ihr Kaloriengehalt ist geringer (ca. 2 statt 4 kcal pro Gramm) als der von Zucker, und wie auch die Süßstoffe verarbeitet der Körper sie unter Umgehung des Hormons Insulin. Zuckeraustauschstoffe können nicht oder nur teilweise verdaut werden. Deshalb eignen sie sich für Diabetiker, müssen jedoch im Gegensatz zu den meisten Süßstoffen mit in die Brennwertberechnung einbezogen werden. Sie dürfen in „benötigten Mengen" („quantum satis", qs) zugegeben werden.

Zuckeraustauschstoffe sind wie Zucker Kohlenhydrate. Fruchtzucker zählt man ebenso dazu wie die Zuckeralkohole (Polyole) Sorbit, Xylit, Mannit, Maltit, Laktit, Erythrit und Isomalt. Sie enthalten auch keinen Alkohol im eigentlichen Sinne (man wird durch sie nicht betrunken) und ähneln einigen Mono- oder Disacchariden. Diesen wurde lediglich – in der Sprache der Chemie – eine Alkoholgruppe angefügt, anstelle eines sogenannten Aldehyds. Der Begriff „Alkohol" geht nur auf eine Struktur zurück, die von Chemikern so genannt wird. Der kleine Unterschied zu dem jeweiligen Zucker reicht aus, dass Bakterien Zuckeralkohole nicht verwerten können und auch kein Insulin ausgeschüttet wird.

> Zuckeraustauschstoffe sind in der Regel etwas weniger süß als Zucker.

Ungeklärt ist, ob sie, wie von Xylit, Sorbit und Laktit befürchtet, Nebennierenmarktumore auslösen können oder nicht. Glaubt man den Autoren des Buches „Die Joghurtlüge", so ist ihre Verwendung generell nicht unumstritten (Vollborn und Georgescu 2006). So wisse man mittlerweile, dass zum Beispiel Sorbit und Xylit, abhängig von der täglich aufgenommenen Dosis, Triglyceride im Blut erhöhen können. Das sind Blutfette, die als mitschuldig an Herz-Kreislauferkrankungen gelten. Eine gesundheitsschädigende Wirkung konnte anhand von Tierversuchen bisher jedoch nicht nachgewiesen werden.

Die meisten Zuckerersatzstoffe können Blähungen und Durchfall verursachen. Der Grund dafür ist, dass sie nur verzögert ins Blut aufgenommen werden und daher auch die unteren Dünndarmabschnitte bzw. den Dickdarm erreichen können. Dort ziehen sie Wasser an, vergrößern dadurch das Volumen des Darminhaltes und regen die Darmtätigkeit an. Gerade wenn man an den jeweiligen Alkohol nicht gewöhnt ist, bekommt man diese Verdauungsbeschwerden. Deshalb wurden Toleranzwerte eingeführt, die angeben, welche Menge an Zuckeralkoholen auch Erwachsene, die nicht daran gewöhnt sind, aufnehmen dürfen. Diese Menge sollte möglichst nicht auf einmal, sondern nur über den ganzen Tag verteilt gegessen werden. Bei regelmäßigem Verzehr gewöhnt man sich daran. Werden Zuckeralkohole in Mengen von mehr als 10 % des Lebensmittels beigegeben, müssen sie dennoch mit dem Hinweis „Kann bei übermäßigem Verzehr abführend wirken" versehen werden. Aufgrund dieser Wirkung dürfen sie auch nicht in Getränken enthalten sein. Säuglings- und Kleinkindernahrung ist ebenso tabu. Die Verbraucherzentrale rät bei Maltit, Laktit und Xylit generell vom Verzehr durch Kinder ab. Bei allen (Erythrit wurde noch nicht bewertet) rät sie auch Erwachsenen vom häufigen Verzehr oder von größeren Mengen ab.

Berücksichtigt man die „Toleranzgrenzen", können sie im Haushalt genauso wie Zucker verwendet werden. Viele von ihnen haben einen weiteren Effekt: Sie kühlen im Mund, da Energie benötigt wird, um die Zuckeralkoholkristalle im Mund zu lösen. Einen derartigen Effekt findet man bei Erythrit, Mannit und Sorbit, ein wenig auch bei Maltit und Isomalt. Xylit kühlt am stärksten. Das bedeutet: Er ist ideal für Bonbons mit Minzgeschmack.

Zucker-alkohol	Süßkraft*	Toleranz-wert	Kariogeni-tät	Herkunft	Kalorien pro Gramm Zucker hat 4 kcal/g)
Sorbit (E 420)	0,5-0,6	40-50 g	vermindert	Stärke	2,6
Xylit (E 967)	1,0	30-50 g	keine	Xylose (Holzzucker)	2,4
Mannit (E 421)	0,3-0,7	10 g	vermindert	Glukose, Glukosesirup, Kelp (Algen)	1,6
Isomalt (E 953)	0,5-0,6	30 g	vermindert	Saccharose	1,6
Maltit (E 965)	0,7-1,0	30-50 g	vermindert	Stärke	2,1
Laktit (E 966)	0,4	40 g	vermindert	Milchzucker	2
Erythrit (E 968)	0,6-0,8	60-80 g	keine	Stärke	0,2

Übersicht Zuckeraustauschstoffe
(* im Vergleich zum Haushaltszucker / Saccharose)

Trotz der möglichen Verdauungsbeschwerden dürfen Zuckeralkohole ohne Mengenbegrenzung bestimmten industriell gefertigten Lebensmitteln zugesetzt werden, zum Beispiel Dessertspeisen, Frühstückserzeugnissen, Speiseeis, Konfitüren, Obstzubereitungen, Süßwaren, Soßen, Senf, feinen Backwaren sowie diätetischen Lebensmitteln. Man geht offensichtlich davon aus, dass die Toleranzmengen damit – auch den ganzen Tag über – nicht erreicht werden können. Am häufigsten wird Sorbit eingesetzt. Zahlreiche Zuckeraustauschstoffe gibt es auch als Pulver für den Gebrauch im Haushalt. Ihr Markt beträgt derzeit 7,8 Milliarden Euro.

Die Problematik künstlicher Süßstoffe

Heutzutage verwenden weltweit rund 800 Millionen Menschen täglich Süßstoffe. Acht künstliche (Acesulfam-K, Cyclamat, Saccharin, Neotam, Sucralose, Acesulfam-Aspartamsalz, Aspartam und Neohesperidin DC) sind bei uns zugelassen. Ihre chemische Vielfalt macht sie allerdings verdächtig: Weiß man denn wirklich, was sie im Körper anrichten? Gelangen sie tatsächlich unangetastet durch den Körper hindurch? Warnungen finden sich überall.

So soll Aspartam bei Ratten Leukämie und Lymphkrebs auslösen. Dipl. oec. troph. Ulrike Berges und andere Wissenschaftler äußern den Verdacht, dass der Süßstoff möglicherweise Krämpfe, Kopfschmerzen, Sehstörungen, diffuse Schmerzen im Körper und weitere Missempfindungen auslösen kann. Die Beschwerden sollen verschwinden oder sich bessern, wenn die betroffenen Personen kein Aspartam mehr zu sich nehmen (vgl. Berges 2001). Im „European Journal of Clinical Nutrition" findet man eine Übersichtsstudie, in der die Auswirkungen von Aspartam auf das Gehirn untersucht wurden. Demnach sind bei sehr hohen Einnahmemengen von Aspartam Auswirkungen auf die geistige und emotionale Gesundheit sowie die Lernfähigkeit möglich. Die Autoren halten weitere Tests und Forschungsreihen über die Wirkungsweise dieses Stoffes für unbedingt erforderlich.

Auch Sucralose – in Kanada schon seit 1991 und in den USA seit 1998 zugelassen – gelangt bis zu einem Drittel der eingenommenen Menge in den Stoffwechsel. Ob es dort Krebs auslöst oder völlig unbedenklich ist? Gegner befürchten das Schlimmste. Alle Untersuchungen, die dem Produkt Unbedenklichkeit bescheinigten, seien vom Hersteller bezahlt worden, so liest und hört man.

Das kennen wir auch aus anderen Bereichen: Wie in der Pharmabranche auch, testen die Nahrungsmittelproduzenten ein Produkt, das sie verkaufen wollen, selbst. Soweit man weiß, prüfen die zuständigen Gremien der Weltgesundheitsorganisation, der EU und der USA alle vorliegenden Daten sehr genau, bevor sie einen neuen Süßstoff zulassen. Fütterungsversuche an Ratten, Tests auf gesundheitsschädliche Wirkung und die Untersuchung möglicher Erbgutveränderungen gehören dazu. Anhand der Ergebnisse legen die Experten fest, welche Menge einer Substanz gerade noch ohne unerwünschte Nebenwirkungen bleibt. Das Ergebnis ist die empfohlene maximale tägliche Verzehrmenge, der sogenannte ADI-Wert (siehe Erklärung der Fachbegriffe im Anhang). Auch wenn neue Studien zu anderslautenden Ergebnissen kommen, werden diese überprüft und das Verfahren eventuell neu aufgerollt.

> Der ADI-Wert bezeichnet die empfohlene maximale tägliche Verzehrmenge.

Ob dieser vermeintlichen Sicherheit fällt jedoch auf, dass die Gesundheitsbehörden verschiedener Länder jeweils andere Substanzen als unbedenklich für ihre Bevölkerung einstufen. Man denke nur an Stevia.

Cyclamat ist in Europa zugelassen, während es in den USA nicht verwendet werden darf, da sich im Darm einiger weniger Menschen Bakterien befinden, die den Süßstoff zum Teil in ein schwach gesundheitsschädliches Abbauprodukt umwandeln.

Saccharin stand Ende der 1960er Jahre im Verdacht Blasenkrebs auszulösen. Die Versuchstiere hatten jedoch nahezu absurd erscheinende hohe Dosen erhalten und die Ergebnisse konnten später nicht nachvollzogen werden.

Aspartam geriet im Juli 2005 wieder in die Schlagzeilen. Die in Italien ansässige Europäische Stiftung für Onkologie und Umweltforschung „Bernardino Ramazzini" (Fondazione Europea di oncologia e scienze ambientali „Bernardino Ramazzini") hatte

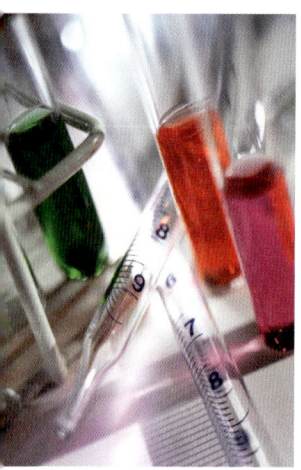

die Ergebnisse einer Studie mit Ratten veröffentlicht, in der ein direkter Zusammenhang zwischen der Einnahme des Süßstoffs und der Erkrankung an Krebs belegt wurde. Bösartige Tumore, Lymphome und Leukämie traten sowohl bei männlichen als auch bei weiblichen Ratten deutlich erkennbar auf. Dabei lag die Dosisabhängigkeit sehr nahe bei Mengen, die im menschlichen Verzehrsbereich liegen. Bereits bei 20 mg/kg Körpergewicht (KG) stelle Aspartam ein multipotentiales krebserzeugendes Agens dar. Die EFSA (Europäische Lebensmittelsicherheitsbehörde) kündigte daraufhin eine gründliche Prüfung der Untersuchungsergebnisse und eine erneute Risikobewertung von Aspartam an. Allerdings sah sie keinen Anlass, eine Änderung im Gebrauch der künstlichen Süße zu empfehlen. 2007 wurde eine zweite Studie veröffentlicht, in der erneut Aspartam an Ratten getestet wurde. Ziel dieser neuen Untersuchung war, das krebserregende Risiko des Süßstoffs besser quantifizieren zu können. Auch wollte man die bereits 2005 veröffentlichte Studie unterstützen, indem mit der Behandlung bereits am Fötus begonnen wurde. Die Ergebnisse zeigten einen deutlich erkennbaren dosisabhängigen Anstieg der bösartigen Tumore. Damit war bestätigt, dass die krebserzeugenden Effekte verstärkt werden, wenn mit der Zufuhr bereits beim Muttertier begonnen wird.

Die Antwort der EFSA kam im Jahr 2009. Der „Panel on Food Additives and Nutrient Sources added to Food" (Panel ANS) gibt darin zu bedenken, dass weitere Untersuchungen erforderlich seien. Man sehe keine Indikation für erbgutschädigendes oder krebserzeugendes Potential von Aspartam und damit keinen Grund, den im Vorfeld festgelegten ADI-Wert zu revidieren. Wohlgemerkt: Derartige Berichte kann man in einer Bachelorarbeit (Behncke 2009) nachlesen, nicht in einer vielgelesenen Publikumszeitschrift!

Generell scheint es, als würde mit unterschiedlichem Maß gemessen, denn bei natürlichen Süßstoffen ist man nicht so großzügig.

Das Bundesinstitut für Risikobewertung (BfR) rät, generell keine großen Mengen von Süßstoffen zu konsumieren, öfter mal den Wirkstoff zu wechseln oder auf Süßstoffkombinationen zurückzugreifen. Ansonsten hält die Behörde den Einsatz der innerhalb der EU zugelassenen Süßstoffe für gesundheitlich unbedenklich, sofern die jeweiligen Höchstmengen nicht überschritten werden. 2003 gab die Behörde bekannt: *„Von Verbrauchern wurden wiederholt Fragen nach potentiellen unerwünschten Wirkungen bzw. Nebenwirkungen zum Beispiel bei Verwendung des Süßstoffs Aspartam gestellt. Dabei wurden die im Stoffwechsel aus Aspartam entstehenden Stoffe Asparaginsäure, Phenylalanin und Methanol mit unerwünschten Wirkungen wie Kopfschmerzen, Allergien, neuroendokrinen Veränderungen, Epilepsie oder Hirntumoren in einen mutmaßlichen Zusammenhang gebracht. Nach eingehender Überprüfung [...] konnten die vermuteten Zusammenhänge nicht bestätigt werden"*.

Auch für Süßstoffe gilt wohl das, was Paracelsus schon wusste: Die Dosis macht das Gift. Man darf nicht vergessen, dass auch Zucker nicht gesund ist ...

Selbstverständlich darf keine Firma ein Lebensmittel auf den Markt bringen, das Krebs erzeugt. Zweifel aber bleiben und das Misstrauen gegenüber künstlichen Süßstoffen besteht fort – ob nun berechtigt oder nicht. Dies insbesondere, da es über ihre Langzeitwirkung, vor allem der Kombinationen, bisher wenige gesicherte Erkenntnisse gibt. Nach Aussage der Deutschen Gesellschaft für Ernährung gibt es keine Hinweise auf ein erhöhtes Krebsrisiko durch die Verwendung von Süßstoffen.

Vorsichtshalber sollten vor allem Säuglinge und Kinder keine künstlichen Süßstoffe erhalten, da sie aufgrund ihres geringeren Körpergewichts und der höheren Stoffwechselaktivität einem größeren gesundheitlichen Risiko ausgesetzt sind und von gesundheitsschädlichen Substanzen weit mehr betroffen sind als Erwachsene. Generell sollten sie nicht an einen süßen Geschmack gewöhnt werden, sondern möglichst davon wegkommen.

Diana Allen (Allen 2009) ist der Meinung, dass künstliche Chemikalien nicht in unseren Körper gehören. Sie stellt fest, dass wir glücklicherweise viele verschiedene natürliche Süßstoffe haben, die ihren Platz einnehmen können.

Künstlicher Süßstoff	Süßkraft*	ADI-Wert [mg/kg KG]
Saccharin	300-560	5
Cyclamat	30-50	11
Aspartam	180-200	40
Acesulfam K	150-200	9
Neohespiridin-Dihydrochalcon	300-600	5
Aspartam-Acesulfam-Salz	350	keine Beschränkung
Sucralose	500-600	15
Neotam	7.000-13.000	0,2

Künstliche Süßstoffe (* im Vergleich zu Haushaltszucker)

Zuckerersatz und Karies

Das Bakterium Streptococcus mutans kann nur mit richtigem Zucker etwas anfangen. Zuckeraustauschstoffe werden zum großen Teil und Süßstoffe komplett von ihm verschmäht.

Einzelne Zuckeraustauschstoffe können die Entstehung von Karies sogar verhindern. Dennoch gibt es bestimmte Bakterienarten, die manche Zuckeralkohole bei häufigem Kontakt zu kariogenen Säuren abbauen. So wird zum Beispiel Sorbit nach einer gewissen Zeit im Speichel und in der Plaque zu Säuren abgebaut. Wenn man entsprechende Produkte aufgrund ihrer zahnschonenden Wirkung kaufen will, sollte man deshalb auf das „Zahnmännchen"

> Vor allem Säuglinge und Kinder sollten vorsichtshalber keine künstlichen Süßstoffe erhalten.

mit Schirm achten, da auch noch andere Inhaltsstoffe für Karies sorgen können. Ein derart gekennzeichnetes Produkt wurde einem strengen Testverfahren der „Aktion zahnfreundlich e.V." in Darmstadt unterzogen und zerstört die Zähne nicht.

Vorsicht „Zuckerfrei"!

Viele industriell verarbeitete Lebensmittel enthalten aus technischen oder geschmacklichen Gründen Zucker. So mancher Eulenspiegel deklariert das jeweilige Nahrungsmittel dennoch mit den Hinweisen „ohne Zucker", „zuckerfrei" oder „kristallzuckerfrei". Doch Vorsicht! Das bedeutet nur „ohne Haushaltszucker", also Saccharose. Das Lebensmittel kann also durchaus Traubenzucker, Fruchtzucker, Glukosesirup, Invertzucker, Maltodextrin, Malzextrakt (Malzsirup), Malzzucker (Maltose) und Milchzucker enthalten! Selbst Honig – also nahezu reinen Zucker – kann man eventuell dort finden, obwohl auf der Verpackung der Vermerk „ohne Zucker" steht. Und nicht nur das: In manchen Lebensmitteln ist Zucker enthalten, bei denen man es

Der Hinweis „ohne Zucker" bedeutet lediglich „ohne Haushaltszucker". Ein so gekennzeichnetes Lebensmittel kann aber durchaus andere Zuckerarten enthalten.

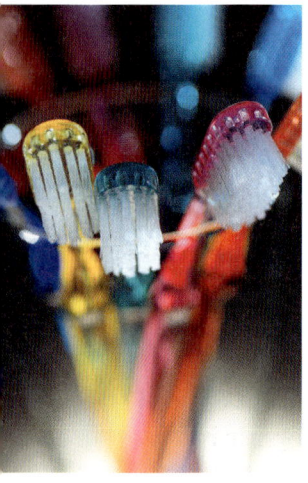

nicht vermuten würde, so zum Beispiel in Tomatenketchup oder Konservengemüse.

Karies vorbeugen

Um Karies vorzubeugen, sind Süßstoffe sicher sehr gut, denn sie enthalten weder Traubenzucker noch Haushaltszucker, die den Zuckerhunger der Kariesbakterien stillen. Jedoch darf man nicht vergessen, dass auch das übrige Essen Zucker enthält, der durchaus Karies erzeugen kann, ebenso wie besonders saure Lebensmittel. Natürliche Süßstoffe um Karies vorzubeugen sind für Erwachsene okay, jedoch darf man trotzdem keinesfalls die Mundhygiene vernachlässigen.

Süßstoffe und Übergewicht

Von einigen Süßstoffen wird angenommen, dass sie eine Insulinausscheidung oder auch eine Appetitsteigerung bewirken. Diese Zusammenhänge konnten allerdings bisher nicht bewiesen werden.

Was ist „Novel Food"?

Einige der neuen Süßstoffe, wie zum Beispiel Stevia, unterliegen der sogenannten „Novel-Foods-Verordnung". Aber was ist das eigentlich?

Sogenanntes „Novel Food" (engl. „Neuartiges Lebensmittel") ist ein Nahrungsmittel und/oder eine Lebensmittelzutat, die vor dem Inkrafttreten der „Verordnung (EG) Nr. 258/97 über neuartige Lebensmittel und neuartige Lebensmittelzutaten" (Novel-Foods-Verordnung) am 15. Mai 1997 in der Europäischen Gemeinschaft noch nicht in nennenswertem Umfang für den menschlichen Verzehr verwendet und in den Handel gebracht wurde. Damit sind auch bislang nicht verbreitete Lebensmittel aus anderen Kulturkreisen, exotische Früchte und sogenanntes „Designer Food", zum Beispiel Elektrolyt-Getränke für Sportler gemeint. „Functional Food" (siehe Erklärung der Fachbegriffe im Anhang) und gentechnisch veränderte Nahrungsmittel fallen nicht unter diese Verordnung. „Novel Food" muss zum Beispiel ein Lebensmittel oder eine Lebensmittelzutat sein, die aus Pflanzen besteht oder isoliert worden ist (zum Beispiel Noni-Früchte). Damit zählen auch natürliche Süßstoffe zu den „Novel Foods".

Lebensmittel und Lebensmittelzutaten, die mit herkömmlichen Vermehrungs- oder Zuchtmethoden gewonnen werden und erfahrungsgemäß als unbedenklich gelten, gehören laut BfR (Bundesinstitut für Risikobewertung) nicht zum Geltungsbereich der Verordnung. Mit ihr wird das Inverkehrbringen von

Novel-Food-Erzeugnissen, das Zulassungsverfahren sowie die Kennzeichnung geregelt.

Seltsamerweise wurde Stevia als „Novel Food" eingeordnet, obwohl es in Südamerika seit Jahrhunderten, wenn nicht gar Jahrtausenden, als Süßungsmittel verwendet wird und bei uns ursprünglich bereits zu Kriegszeiten eingesetzt werden sollte.

Das BfR begründet das mit folgender Reglung (siehe auch online: *www.bfr.bund.de/cd/215*): *„Im Zweifelsfall kann die Europäische Kommission im zuständigen Ausschuss der Mitgliedstaaten festlegen lassen, ob ein Lebensmittel oder eine Lebensmittelzutat als neuartig im Sinne der Verordnung anzusehen ist."*

Die Problematik ist folgende: Bevor man das Lebensmittel, das als „Novel Food" gilt, in den Handel bringt, muss dieses ein Zulassungsverfahren durchlaufen. Man darf es nur verkaufen, wenn die Prüfung ergibt, dass das Produkt gesundheitlich unbedenklich ist. Diese Prüfung wird von den jeweiligen Ländern durchgeführt. Das heißt: Wenn man Pech hat, ist das durchführende Land, in dem man den Test machen lässt, strenger als ein anderes ...

Es gibt auch eine Arbeitsgruppe „Novel Food" der Sachverständigen der zuständigen Behörden und Lebensmittelprüfstellen, die regelmäßig von der Europäischen Kommission einberufen wird. Sie befasst sich unter anderem mit der Frage, ob Lebensmittel und Lebensmittelzutaten als neuartig einzustufen sind. Die Ergebnisse dieser Diskussion werden im sogenannten „Novel-Food-Katalog" gesammelt und immerhin seit Juni 2008 auf der Website der Europäischen Kommission veröffentlicht.

Wird das Lebensmittel dann tatsächlich zugelassen, müssen unter anderem alle Merkmale oder Ernährungseigenschaften gekennzeichnet werden, die dazu führen, dass ein neuartiges Lebensmittel oder eine neuartige Lebensmittelzutat nicht mehr einem bestehenden Lebensmittel oder einer bestehenden Lebensmittelzutat gleichwertig ist. Dies sind zum Beispiel die Zusammensetzung, der Nährwert oder nutritive Wirkungen und der Verwendungszweck des Lebensmittels. Diesen Unterschied zu bestehenden Lebensmitteln kann man durch eine wissenschaftliche Analyse nachweisen. Das kann sich nicht jeder und jede leisten. Dazu kommen noch die Antragsgebühren in Höhe von 2.556,46–5.112,92 Euro. Außerdem müssen vorhandene Stoffe, die in bestehenden, gleichwertigen Lebensmitteln nicht vorhanden sind und die Gesundheit bestimmter Bevölkerungsgruppen beeinflussen können, zu erkennen sein.

Auch das BvL (Bundesamt für Verbraucherschutz und Lebensmittelsicherheit) schreibt: *„Sie (Novel Foods, Anm. der Autorin) werden zum Schutz der öffentlichen Gesundheit einer einheitlichen Sicherheitsprüfung unterzogen"* (siehe auch online unter: *www.bvl.bund.de).*

Eigentlich ist es erfreulich, dass sich Politiker und Politikerinnen der EU um unsere Gesundheit sorgen und nicht jedes Lebensmittel auf den Markt bringen lassen. Schade nur, dass man bei der Einführung der Nanotechnologie, der Zulassung von Tiermehl als Futterzusatz (und damit der Verbreitung des Rinderwahnsinns) und der Gentechnologie nicht so vorsichtig war und ist. Als im Januar 2010 eine Pressemeldung kam, dass eine frühere EU-Kontrolleurin nun für einen Gentechnik-Konzern arbeitet, hat das erneut Zweifel an der Unabhängigkeit der EU-Behörde für Lebensmittelsicherheit genährt und einen schalen Geschmack im Mund erzeugt (siehe auch online: *www.testbiotech.de/testbiotech).* Dies insbesondere, wenn man an die Verweigerung der Zulassung für Stevia dachte.

Also: Vorsicht im Namen unserer Gesundheit ist super! Nur sollte man sie bitte auf alle Bereiche ausdehnen. Bis dahin kann man alle verstehen, die versuchen, Novel-Foods-Produkte über das Internet zu bekommen. Besonders wenn Länder wie die USA ihre Genehmigung für ein Produkt schon längst erteilt haben und Untersuchungen ergaben, dass das sogenannte „Novel Food" völlig unbedenklich, ja sogar gesundheitsfördernd ist – wenn es denn überhaupt ein „Novel Food" ist! Das Internet sorgt dafür, dass man heutzutage Informationen erhält, die es manchmal sehr schwer machen, staatliche Verbote für Produkte aufrechtzuerhalten, gegen die eigentlich nichts spricht. Ganz im Gegenteil: Die Zulassung einiger natürlicher Süßstoffe würde nicht nur manchem Diabetiker das Leben sehr erleichtern!

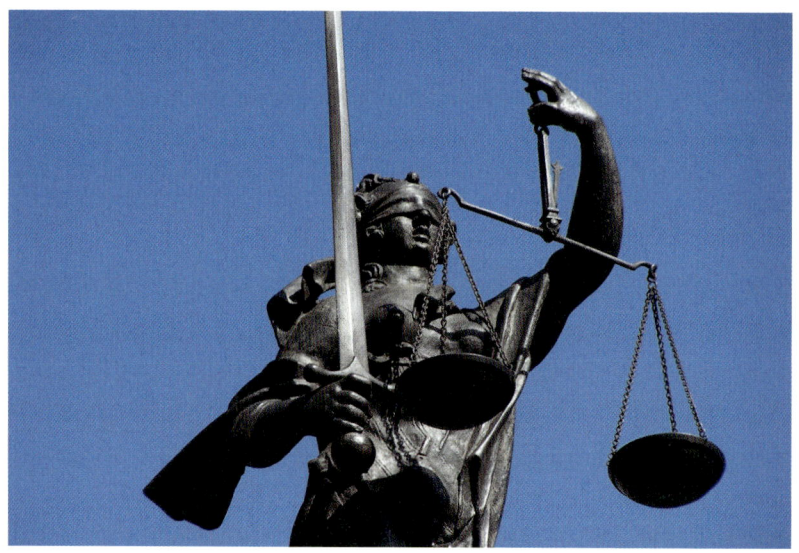

© HHS/pixelio.de

Zuckeraustauschstoffe im Überblick

Zuckeralkohole

Die Einschätzung und gesundheitliche Bewertung von Zuckeralkoholen ist schwierig. Manche scheinen die Gesundheit zu
fördern, andere scheinen problematisch. Im Gegensatz zu
künstlichen Süßstoffen haben einige jedoch gesundheitliche
Vorteile.

	Süßstoffe	Zuckeralkohole
Definition	künstliche oder natür-liche Zuckerersatzstoffe	alkoholische Abkömm-linge von Zucker
Süßkraft im Vergleich zu Zucker?	stark erhöht	in der Regel geringer
„Körper"?	keinen	ähnlich Zucker
Kaloriengehalt?	keinen bis geringfügig	geringer als Zucker bis kaum vorhanden in Erythrit
Kariesfördernd?	nein	zum Teil geringfügig, in der Regel nicht bis hin zu kariesverhindernd
Beeinflussung des Insulinspiegels?	nein	allenfalls geringfügig
Für Diabetiker geeignet?	ja	ja
Veränderung im Stoffwechsel?	bei manchen	bei manchen

	Süßstoffe	Zuckeralkohole
Erhitzbar?	die meisten	meistens nicht
Kennzeichnungs-pflichtig?	ja	zum Teil
Nach- oder Beigeschmack?	in der Regel	kaum bis gar nicht
Für Kinder geeignet?	in der Regel nicht	nicht bis schwer zu beurteilen
Zusätzl. gesund-heitliche Vorteile, abgesehen vom Kaloriengehalt?	nur bei natürlichen	teilweise
Bedarf an landwirt-schaftl. Fläche?	unbedeutend bis gering	fast wie bei Zucker
Gesundheits-schädigend?	**künstliche:** umstritten, bei einigen Krebs-gefahr befürchtet **natürliche:** nach aktuellem Stand der Wissenschaft nicht	zum Teil Durchfall her-vorrufend und Erhöhung der Triglyceridwerte

Süßstoffe und Zuckeralkohole auf einen Blick

Die besonderen Eigenschaften der zugelassenen Zuckeralko-hole sind folgende:

Sorbit (E 420) – Vorsicht bei Fruktoseintoleranz!

Sorbit ist der Zuckeralkohol von Fruktose. Er kommt ganz natür-lich in einigen Früchten vor, zum Beispiel in Vogelbeeren und Pflaumen. Er ist als Zuckeraustauschstoff nur für zuckerfreie oder zuckerreduzierte Süßigkeiten, Diabetikerlebensmittel und Backwaren zugelassen. Dennoch gibt es keine Höchstmengen-beschränkungen. Leidet man unter einer Fruktoseintoleranz, darf man Sorbit nicht verwenden, da es vom Körper wie Fruktose abgebaut wird.

Er ist gut wasserlöslich und zieht auch Wasser an, was seine Lagerungsmöglichkeiten einschränkt.

Sorbit sollte man nicht verwenden, wenn man unter einer Fruktose- intoleranz leidet.

Mannit (E 421) – nicht ganz billig!

Mannit ist eine ähnliche Verbindung wie Sorbit und kommt ganz natürlich in Ananas, süßen Kartoffeln, Möhren, im Saft der Mannaesche, aber auch in manchen Algen und Pilzen vor. Da er kein Wasser anzieht, kann man daraus unter anderem Hüllen für Tabletten und Bonbons herstellen.

Da Mannit relativ teuer ist, wird er nur sehr eingeschränkt eingesetzt. Er ist ohne Höchstmengenbeschränkungen für zuckerfreie oder zuckerreduzierte Süßigkeiten, Diabetikerlebensmittel, Backwaren, Soßen, Senf, Marmelade und Vitamin-Brausetabletten zugelassen. Wenn man Mannit nicht verträgt, kann er Erbrechen auslösen.

Isomalt (E 953) – Vorsicht: Toleranzwerte beachten!

Isomalt ist eine Kombination aus Sorbit und Mannit. Er schmeckt ähnlich wie Haushaltszucker. Da er sich nicht gut in Wasser löst und auch wenig wasseranziehend ist, eignet er sich gut für harte, trockene Lebensmittelanwendungen wie zuckerfreie Lutscher und Hustenbonbons.

Auch Isomalt kommt natürlich vor. Er stammt ursprünglich aus Zuckerrüben. Er ist für kalorienreduzierte und ohne Zucker hergestellte Lebensmittel, wie zum Beispiel Desserts aller Art, Speiseeis, Marmeladen, Brotaufstriche, Obstzubereitungen, Kaugummi, Süßigkeiten, Gebäck, Soßen und Senf ohne Höchstmengenbeschränkungen zugelassen. Die Menge, die dem Toleranzwert entspricht, findet man bereits in einer halben Tafel Diätschokolade.

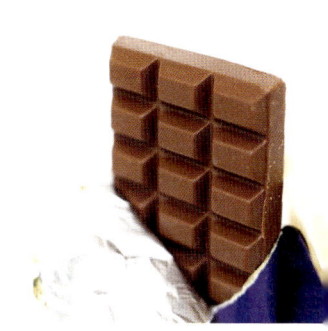

Maltit (E 965) – geeignet für Schokolade

Maltit ist ein Zweifachzuckeralkohol. Er kommt ganz natürlich in Chicoréeblättern und geröstetem Malz vor und wird wie Isomalt eingesetzt. Bei den Zusatzstoffen gehört Maltit zu den chemisch hergestellten Süßungsmitteln, Zuckeraustauschstoffen und Feuchthalteregulatoren. Eine gentechnische Herstellung ist ebenfalls möglich.

Er gibt Lebensmitteln eine cremige Textur und hat Sorbit in einigen zuckerfreien Produkten ersetzt, zum Beispiel in zuckerfreier Schokolade, da er eine geringere abführende Wirkung hat.

Laktit (E 966) – Zuckeralkohol mit Gesundheitseffekt

Laktit wurde bereits in den zwanziger Jahren entdeckt und als Süßungsmittel 60 Jahre später eingeführt. Er hat nicht den üblichen Nachgeschmack, sondern einen sehr reinen, sauberen Süßgeschmack. Er soll zur Darmgesundheit beitragen und ist als Süßungsmittel, Zuckeraustauschstoff sowie Trägerstoff zugelassen.

Xylit (E 967) – der Zuckeralkohol gegen Karies

Xylit ist einer der beliebtesten und der am besten untersuchte Zuckeralkohol (aus Hemizellulose). Er kommt sogar ganz natürlich im menschlichen Körper als Zwischenprodukt des Traubenzuckerstoffwechsels vor, wenn auch in geringen Mengen. Auch in vielen Pflanzen entsteht er. So findet man ihn zum Beispiel in Früchten, Beeren, Salat und Pilzen, in der Rinde von Birken oder Buchen sowie in Maiskolben, aus denen er ursprünglich isoliert wurde. Bei letzteren kann man Xylit sogar ganz natürlich aus den Resten der Kolben extrahieren, wenn die Maiskörner bereits abgeerntet sind. Dies geschieht auch heute noch zum Teil. Auch die Hüllblätter können Xylit liefern. Dies wäre eine preisgünstige Methode der Xylitgewinnung. Industriell wird jedoch meist Holzzucker (Xylose) zur Produktion von Xylit verwendet.

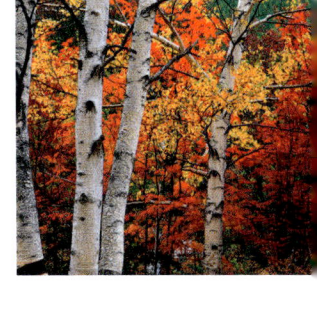

Eingesetzt wird er ebenfalls wie Isomalt. Er ist als Süßungsmittel, Zuckeraustausch- und Trägerstoff zugelassen.

Xylit hat keinen Nachgeschmack und schmeckt genauso wie Zucker. Aber er unterscheidet sich wesentlich von unseren Ein- und Zweifachzuckern: Das Kariesbakterium Streptococcus mutans kann Xylit zwar aufnehmen, aber nicht abbauen. Im Gegenteil: Die Bakterien reichern ihn an, werden dadurch geschwächt und können sich irgendwann nicht mehr bewegen. So erklärt man, dass Xylit nicht kariogen ist. Die Mikroben können sich auch nicht mehr an die Zähne anheften und ihre Anzahl im Mund sinkt. Das Ergebnis sind kräftigere, gesündere Zähne und weniger Karies. Deshalb findet man Xylit auch in Zahnpflege-Kaugummis und -Lutschpastillen, die man bei uns sogar in manchen Discountern kaufen kann. Sie können diese direkt nach einer zuckerhaltigen Mahlzeit kauen bzw. lutschen und schützen damit Ihre Zähne – vorher jedoch besser den Mund mit Wasser spülen oder gleich die Zähne putzen. Achten Sie bei den verschiedenen Produkten darauf, dass Xylit an erster oder zweiter Stelle bei den Zutaten steht, sonst muss man damit rechnen, dass zu wenig davon enthalten ist. Etwa ein Gramm pro Kaugummi oder Lutschpastille sollte darin zu finden sein. Diese sind in den unterschiedlichsten Geschmacksrichtungen erhältlich. Dabei muss man allerdings beachten, dass manche Aromastoffe Allergien auslösen können. Auch in Zahnpasten und Mundspülungen findet man Xylit, zu unserem Vorteil und zum Nachteil der Zahnärzte.

Statt Kaugummis oder Bonbons kann man nach süßen Mahlzeiten auch einen halben Teelöffel voll

Xylit ist nicht kariogen, da das Kariesbakterium ihn nicht abbauen kann.

Xylitpulver in den Mund nehmen, im Speichel lösen und damit drei bis fünf Minuten spülen. Anschließend kann die Zuckeralkohollösung ausgespuckt oder geschluckt werden. Besonders effektiv ist diese Vorgehensweise vor dem Zubettgehen. Dann sind die Zähne über Nacht geschützt, das Zahnfleisch kann heilen und Mineralien können in den Zahnschmelz einwandern. Damit können Karies und Zahnstein möglicherweise komplett verhindert werden, denn bei regelmäßiger Anwendung sinkt die Anzahl der Kariesbakterien im Mund deutlich. Kariöse Zähne sollen sich sogar wieder etwas erholen, da Xylit die Mineralisierung des Zahnschmelzes beschleunigt. Man kann zwar keine Löcher zum Verschwinden bringen, jedoch verhärten sie sich und werden unempfindlicher. Auch Parodontose geht zurück. Bestehende Kronen werden dadurch sauber und empfindliche Zahnhälse unempfindlich.

Es ist bekannt, dass Mütter Kariesbakterien auf ihre Kinder übertragen. Reduzieren sie diese Mikroorganismen jedoch mit Hilfe von Xylit, so geben sie auch keine bzw. weniger Bakterien an ihre Kinder weiter – ein wirksamer Beitrag für deren Zahngesundheit.

Sechs Gramm täglich sind eine Menge, die bei regelmäßiger Anwendung helfen soll, die Zähne gesund zu erhalten. Dr. Jones empfiehlt Mengen zwischen vier und zwölf Gramm (Jones 2010). Geringere Mengen scheinen vorbeugend zu wirken. Außerdem empfiehlt Dr. Jones, Xylit mindestens drei- besser jedoch fünfmal am Tag anzuwenden. Mehr als 15 g Xylit pro Tag sollen die positive Wirkung auf die Zähne jedoch verringern. Der niedrige Bedarf ist auch vorteilhaft, wenn man weiß, dass ein Kilo reiner Xylit zwischen 8,– und 17,– Euro kostet!

Aber das ist nicht alles: Sogar Akne soll man mit Xylit behandeln können, indem man einen Teelöffel davon in etwa 100 ml der Reinigungsflüssigkeit auflöst und sie regelmäßig anwendet.

Nicht nur Prof. Mäkinen und Dr. Jones sehen zusätzliche Verbes-serungsmöglichkeiten bei Asthma, Bronchitis, Osteoporose, Nasennebenhöhlenentzündung, Polypen in der Nase bis hin zu Candida-Infektionen, Lippenentzündung und – fast überflüssig zu erwähnen – bei Diabetes (Mäkinen et al. 2007). Sogar das Sättigungsgefühl soll Xylit erhöhen und damit eine Diät wir-kungsvoll unterstützen. Dabei muss man sich jedoch langsam über drei bis sechs Wochen an Mengen gewöhnen, die über die Kariesprophylaxe hinausgehen. Dies gelingt nicht mit allen Zu-ckeralkoholen, jedoch wunderbar mit Xylit. Zur Krebsvorbeu-gung empfiehlt Dr. Jones, anstelle der künstlichen Süßstoffe Xylit als „natürlichen Süßstoff" einzuset-zen. Der wundersame Zuckeralkohol soll im Darm auch Komplexe mit Kalzium bilden, wodurch dieser Mineralstoff besser aufgenommen wird. Mit Xylit scheint man auch Osteoporose verhindern, bzw. die entsprechenden Beschwerden reduzieren zu können.

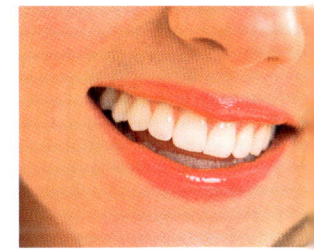

Und es geht noch weiter: Eine Studie der Universität Boston zeigte, dass 7,5 bis 15 g gelöster Xylit bei täglicher Anwendung die Häufigkeit von Ohrinfektionen bei kleinen Kindern reduziert. Die eustachische Röhre von Kindern ist kürzer, enger und hori-zontaler als die von Erwachsenen, womit auch die Entzündungs-wahrscheinlichkeit steigt. Dr. Jones schwört darauf, dass man sogar mit Nasensprays, die Xylit enthalten, eine (chronische) Mittelohrentzündung bei Kindern heilen und den Beschwerden auch vorbeugen kann (Jones 2010). Wissenschaftliche Untersu-chungen ergaben, dass der Zuckeralkohol möglicherweise Bak-terien, die Lungenentzündung hervorrufen, daran hindern kann, sich an die Schleimhäute von Nase und Nebenhöhlen zu heften. Sprays und Nasenspülungen mit Xylit sorgen für den Schutz der oberen Atemwege. Auf diese Weise kann auch die Häufigkeit von Erkältungskrankheiten reduziert werden. Aber Xylit hilft auch gegen Mundtrockenheit und wirkt vorbeugend gegen Mundgeruch.

Für Tiere wie Hunde und Kaninchen ist Xylit jedoch gesundheitsschädigend.

Erythrit (E 968) – der unbekannte Wunderstoff

Erythrit gilt als völlig unbedenklich. Er kommt ganz natürlich in geringen Mengen in einigen Obstsorten (Wassermelonen, Birnen, Weintrauben), Pilzen, fermentierten Lebensmitteln (Sojasoße, Reiswein, Bier) und Käse vor. Er kann auch mit genveränderten Mikroorganismen produziert werden. Dies muss nicht in allen Fällen angegeben werden.

Erythrit ist vermutlich der einzige Zuckeralkohol, der zu mehr als 90 – 95 % vom Dünndarm aufgenommen und innerhalb von 24 Stunden über die Niere unverändert wieder ausgeschieden wird. Da nur etwa 5 % von ihm in den Dickdarm gelangen, kann man wesentlich höhere Mengen davon essen, als von anderen Zuckeralkoholen, ohne unangenehme Verdauungsbeschwerden zu bekommen.

Erythrit kann in zahlreichen Lebensmitteln – von Süßigkeiten bis hin zu Milcherzeugnissen – eingesetzt werden. Auch als Geschmacksverstärker, Trägerstoff, Feuchthaltemittel, Stabilisator, Verdickungsmittel, Füllstoff und Komplexbildner darf man ihn verwenden.

Er benötigt bei der Verarbeitung das Volumen von Zucker und ist daher gut zum Backen und Kochen geeignet. Außerdem hat er nicht den künstlichen Beigeschmack anderer Süßungsmittel, schmeckt und sieht aus wie Zucker und soll dabei wie ein Antioxidans wirken.

Erythrit ist in Wasser kaum löslich und zieht auch kein Wasser an. Dadurch kann er gut für harte, trockene Nahrungsmittel wie Bonbons und Schokolade verwendet werden. Für Getränke und wasserhaltige Lebensmittel ist er dagegen nicht geeignet. In den USA ist er der einzige Zuckeralkohol, der in Bioqualität zur Verfügung steht. Allerdings ist Erythrit recht teuer: Zwischen 12,– Euro pro Kilogramm (bei einem 25 Kilo Sack) bis hin zu 20,– Euro im Nachfüllpack und 27,– Euro pro Kilogramm muss man einkalkulieren. Da er nicht ganz die Süßkraft von Zucker hat, kommt ein Kuchen oder sonstiges Backwerk entsprechend teuer.

Als Anreiz sei hier jedoch noch erwähnt, dass Erythrit im Gegensatz zu den anderen Zuckeralkoholen so gut wie keine Kalorien hat!

> Erythrit ist gut zum Backen und Kochen geeignet.

Inosit – die Nahrungsergänzung mit Heilwirkung

Bei Inosit handelt es sich um einen völlig natürlichen Zuckeralkohol, der in vielen Lebensmitteln vorkommt. Er ist am Fett- und Kohlenhydratstoffwechsel beteiligt, wird jedoch chemisch nicht zu den Kohlenhydraten gezählt. Inosit hat einen süßlichen Geschmack. Wie hoch seine Süßkraft im Vergleich zu Zucker ist, weiß man nicht so genau. Das gilt auch für andere Daten, die man bei üblichen Zuckeralkoholen, die in der Diabetikernahrung eingesetzt werden, kennt.

Völlig natürlich findet Inosit sich in unserem Gehirn, in den Hoden, Nieren und der Milz. Der menschliche Organismus kann ihn sogar selbst herstellen. Größere Mengen erhält man über die Nahrung. So ist Inosit zum Beispiel in Fleisch, Obst, Gemüse, Getreide, Milch und ihren Produkten enthalten. Man findet ihn auch in den Muskeln, für deren Wachstum er erforderlich ist (Muskelnahrung). Nicht umsonst nannte man ihn früher „Muskelzucker". Eine Zeitlang glaubte man sogar, dass es sich um ein B-Vitamin handelt, jedoch ist der Vitamincharakter heute umstritten.

Inosit soll radikalfangende Eigenschaften haben und die Zellmembran stabilisieren. Außerdem soll er positive Effekte bei Arthritis und Haarausfall haben, entspannend wirken und deshalb als Einschlafhilfe dienen. Angeblich nimmt man täglich ganz natürlich ein Gramm zu sich. Er ist nicht als Diabetikernahrung auf dem Markt erhältlich, sondern als Nahrungsergänzung, aufgrund der oben angegebenen Heilwirkungen.

Zuckeralkohole und ihre gesundheitliche Bewertung

Zuckeralkohole werden gerne in Diabetikerlebensmitteln eingesetzt. Ihr Nachteil ist, dass sie in der Regel bei höheren Mengen Durchfall hervorrufen. Bei Personen, die nicht daran gewöhnt sind, ist dies bereits bei geringen Mengen (5 g, bei einigen sogar weniger) der Fall. Bei Maltit ist diese Wirkung allerdings nicht so stark, bei Erythrit und Inosit fehlt sie.

Xylit schützt vor unangenehmen Zahnarztbesuchen

Eine ganz besondere Wirkung hat Xylit: Er schützt vor Karies. Für die Bakterien, die die Zahnkrankheit hervorrufen, scheint der Zuckeralkohol richtiggehend giftig zu sein. Hier ist man in der Bredouille: Als Erwachsener kann man diesen Zuckeraustauschstoff problemlos zu sich nehmen, bei Kindern rät die Verbraucherzentrale ab. Er ruft zwar auch bei Erwachsenen in ungewohnten Mengen Durchfall hervor, jedoch der Schutz vor Karies klingt für viele, die schon schlimme Stunden beim Zahnarzt verbracht haben, paradiesisch. Da man für diese Wirkung nur etwa 6 g täglich benötigt, sollte diese Menge auch keine Verdauungsbeschwerden hervorrufen, da sie erheblich unter dem Toleranzwert liegt. Ob für Kinder, die zu Ohrinfektionen neigen, die Warnung vor dem Zuckeralkohol aufrechterhalten werden sollte, ist fraglich. Generell ist man geneigt, Xylit als Wundermittel zu bezeichnen, wenn man seine vielen segensreichen Vorteile kennt.

Erythrit – eigentlich ein natürlicher Süßstoff?

Erythrit ist ebenfalls ein Sonderfall unter den Zuckeralkoholen. Es handelt sich um eine natürliche Substanz, die höchstens beim Verzehr sehr großer Mengen Durchfall erzeugt und obendrein auch keine Kalorien hat. Da er einen „Körper" besitzt, kann er wie Zucker verwendet werden, mit dem Unterschied, dass man mit ihm keine Energie zuführt. Hätte er nicht das große Volumen, so könnte man Erythrit als gesunden „natürlichen Süßstoff" bezeichnen. Zusätzlich hat er gesundheitsfördernde antioxidative Eigenschaften, die insbesondere angesichts der heutigen Verbreitung von Umweltgiften als günstig zu bewerten sind. Außerdem schmeckt Erythrit wie Zucker, ohne lästigen Nachgeschmack.

Und noch eine Besonderheit: In den USA gibt es ihn sogar in Bioqualität! Bei diesen vielen positiven Eigenschaften vergisst man fast den Wermutstropfen: Erythrit ist im Vergleich zu Zucker sehr teuer.

Fruktose – doch nicht geeignet für Diabetiker!

Für den Stoffwechsel von Fruktose ist kein Insulin erforderlich, deshalb ging man früher davon aus, dass sie als Süßungsmittel für Diabetiker besonders geeignet ist. Ein Teil der Fruktose wird jedoch vor allem in Leber und Nieren in Glukose umgewandelt, so dass zur Verarbeitung dann doch wieder das Hormon Insulin benötigt wird. Gesünder als normaler Haushaltszucker ist dieser Einfachzucker auch nicht, da er dieselbe Kalorienmenge wie Glukose aufweist, ohne dabei wichtige Nährstoffe mitzuliefern.

> Ein Teil der Fruktose wird in Leber und Nieren in Glukose umgewandelt, so dass zur Verarbeitung Insulin benötigt wird.

Zudem wird – insbesondere in den USA – damit geworben, dass in fruktosehaltigen Lebensmitteln „kein Zucker", also keine Saccharose, enthalten ist. Dort zeigte jedoch eine Studie, bei der Männer fünf Wochen lang eine fruktosereiche Ernährung erhielten, dass die Werte an gesundheitsgefährdendem Cholesterin und Triglyzeriden im Blut innerhalb kürzester Zeit in die Höhe schnellten. Die Werte lagen 32 % höher als bei denjenigen, die sich normal ernährten. Auch eine Woche nach dem Ende der Studie sanken sie nicht ab. Dies geschah unabhängig davon, ob die Versuchsteilnehmer gesund oder zuckerkrank waren. Das bedeutet, dass Fruktose die Anreicherung von Körperfett begünstigt, Arteriosklerose fördert und folglich das Risiko für einen Schlaganfall erhöht. Das gilt für Frauen allerdings nicht in solchem Ausmaß, da sie in diesem Fall durch die Östrogene geschützt sind.

Generell scheint zwischen Fruchtzuckeraufnahme und Übergewicht ein Zusammenhang zu bestehen, der nicht auf einer vermehrten Kalorienaufnahme beruht, sondern auf einer Beeinflussung des Fett- und Kohlenhydratstoffwechsels. Der unglückselige Zucker wird vom Körper sehr viel schneller in Körperfett umgewandelt als Glukose. Außerdem soll Fruktose die Bildung von Fett anregen und auch die Einlagerung von Fetten aus der Nahrung begünstigen. Übermäßige Fruktosezufuhr bewirkt vor allem die bauchbetonte Fetteinlagerung. Diese steht gemeinsam mit Übergewicht in engem Zusammenhang mit Insulinresistenz. Beide sind damit Risikofaktoren für die Entwicklung eines Diabetes mellitus Typ II.

Dazu kommt, dass rund ein Drittel der Bevölkerung Fruktose nur schlecht aufnehmen kann. Der nicht aufgenommene Zuckeranteil führt zu einem vermehrten Bakterienwachstum im Darm. Dies wiederum regt das Immunsystem chronisch an und führt damit zusätzlich zu einer Unempfindlichkeit der Insulinrezepto-

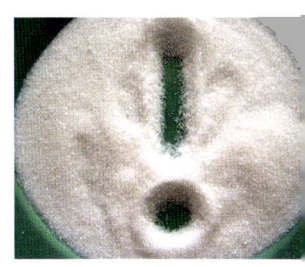

ren. Auf diese Weise kann Fruktose bei einem Drittel der Bevölkerung Diabetes provozieren und ist somit nicht nur für Diabetiker ungeeignet.

Auch die Leberverfettung fördert dieser Einfachzucker. Die Ursache dafür ist, dass Fruktose vor allem von Leberzellen aufgenommen wird, die sie bei einem übermäßigen Angebot in Fett umwandeln. Dies kann wiederum zu einer Insulinresistenz der Leber führen.

Und Fruktose hat noch einen weiteren Nachteil: Ein hoher Verbrauch scheint zur Unempfindlichkeit gegenüber Leptin zu führen. Dieses Hormon beeinflusst das Sättigungsgefühl. Kann es nicht mehr in seiner ursprünglichen Weise wirken, hat man ständig Appetit. Dass dies nicht figurfreundlich ist, versteht sich von selbst. Das bedeutet: Fruchtzucker ist definitiv kein guter Zuckerersatz, weder für Gesunde noch für Diabetiker. Da reine Fruktose zudem nicht gerade billig ist, fällt es zumindest von der finanziellen Seite her nicht schwer, auf sie zu verzichten. Im Internet finden sich teilweise Sonderangebote für 3,50 Euro pro Kilogramm. Der Normalpreis beträgt jedoch bis zu etwa 13,55 Euro. Dennoch: Der weltweite Verbrauch an Fruktose hat zugenommen.

Der Fruchtzucker im Obst hat übrigens nicht die beschriebenen unangenehmen Folgen. Seine Konzentration ist auch äußerst gering. So enthalten 100 g Zwetschgen nur 1,2 g und 100 g Birnen nur 6,8 g Fruchtzucker. In fruktosehaltigem Ketchup ist deutlich mehr der bedenklichen Süße enthalten. Dazu kommt, dass die im Obst enthaltene Fruktose dem Körper nicht isoliert zugeführt wird. So weiß man zum Beispiel, dass Glukose (Traubenzucker) die Fruktoseaufnahme begünstigt, da sie die Aktivität des Transporters anregt. Das erklärt auch, warum Zucker, der aus Fruktose und Glukose besteht, in der Regel problemloser aufgenommen werden kann als isolierter Fruchtzucker.

Schreckensnachricht aus den USA: Fruktose lässt sogar Krebs wachsen!

Krebszellen scheinen sich von Zucker, also Saccharose, zu ernähren. Jedoch zeigten wissenschaftliche Studien an der Universität von Kalifornien in Los Angeles (UCLA), dass sich Krebszellen, die man im Labor wachsen ließ, wesentlich schneller vermehrten und ausbreiteten, wenn man ihnen statt Haushaltszucker reinen Fruchtzucker, also raffinierte Fruktose gab.

Eine besondere Bedeutung kommt Tumorzellen der Bauchspeicheldrüse zu. Diese Krebszellen verursachen im Körper einen nahezu unheilbaren Tumor, so dass kaum jemand diese spezielle Krebsform überlebt. Solche Krebszellen vermehren sich zwar auch, wenn man sie mit reinem Traubenzucker füttert, bei der Zugabe von Fruchtzucker gelingt ihnen die Vermehrung und Ausbreitung jedoch in nahezu rasender Geschwindigkeit.

Fruktose fördert Bauchspeicheldrüsenkrebs.

Dazu muss man auch wissen, dass die Bauchspeicheldrüse Fruktose nicht so leicht verstoffwechseln kann wie Glukose. Aus diesem Grund soll Fruktose den gefährlichen Bauchspeicheldrüsenkrebs weit mehr fördern als Traubenzucker.

Die Industrie profitiert von Fruktose durch ihre höhere Süßkraft und bevorzugt sie daher. Denn um ein Getränk ebenso süß herzustellen wie mit normalem Zucker, benötigt man viel weniger Fruktose als Zucker.

Fazit: Fruktose ist definitiv kein empfehlenswerter Zucker. Lassen Sie besser die Finger davon! Dies ist mit den natürlichen Süßstoffen und Zuckeralkoholen, die Sie in diesem Buch kennenlernen, nicht weiter schwer.

Nicht abbaubare Kohlenhydrate

Es gibt Kohlenhydrate (Polysaccharide), die süß schmecken und im Rahmen der Verdauung nicht abgebaut werden können. Das heißt, dass es keine Enzyme gibt, die sie in ihre kleinen Bestandteile, die Einfachzucker, spalten können. Sie liefern daher auch keine oder nur geringe Mengen an Energie und sind also nahezu kalorienfrei.

Inulin (Alantstärke, Alantin, Polyfructose) – idealer Stärkeersatz für Diabetiker!

Inulin wurde 1804 in der Heilpflanze Alant (Inula helenium) entdeckt. Es handelt sich um ein weißes Pulver, das zu etwa 95 % aus miteinander verbundenen Fruktose- und 5 % Glukoseeinheiten besteht. Seine Eigenschaften variieren mit der Anzahl seiner Fruktosebausteine. Trotz seines leicht süßlichen Geschmacks liefert es wenig Energie: Es enthält eine Kilokalorie oder 4,184 Kilojoule pro Gramm.

Da Inulin den Blutzuckerspiegel nicht beeinflusst, kann es in der Therapie von Diabetes als Stärkeersatz dienen. Es kann nicht in seine Bestandteile aufgespalten werden, da uns das abbauende Enzym (Inulinase) fehlt. Das heißt: Inulin passiert den Dünndarm, ohne dass seine Trauben- und Fruchtzuckerbestandteile aufgenommen werden können. Stattdessen bauen Bakterien im Enddarm es teilweise zu kurzkettigen Fettsäuren um. Die dabei gebildeten Gase können bei empfindlichen Menschen zu Blähungen führen. Dies ist die einzige bekannte Nebenwirkung beim Verzehr inulinhaltiger Pflanzenteile.

Inulin hat keinen Einfluss auf den Blutzuckerspiegel und hält die Darmflora gesund.

Der Stärkeersatz dient vor allem den nützlichen Darmbakterien (Milchsäurebakterien) als Nahrung, regt ihr Wachstum an und erhält die Darmflora gesund. Inulin gehört damit zu den sogenannten präbiotischen Nahrungszusätzen. Sein teilweiser Abbau schafft ein saures Milieu, das dem Überleben krankheitserregender Bakterien entgegenwirkt und Darminfektionen vorbeugt. Isst man regelmäßig mindestens 5 g am Tag, führt dies zu einer Verbesserung der Darmflora.

Viele Pflanzen lagern Inulin als Reservestoff ein, insbesondere Arten, die zu den sogenannten Korbblütlern gehören wie Yacón, Topinambur, Zichorie, Dahlie, Artischocke, Roggen, Löwenzahn und Schwarzwurzel. Es gehören aber auch Doldenblütler wie zum Beispiel die Pastinake dazu.

Inulin gibt man gerne verschiedenen Lebensmitteln zu. Dadurch werden unter anderem der Geschmack, die Textur und das Mundgefühl verbessert, wenn man in den jeweiligen Produkten Fett reduzieren will. Ein gutes Beispiel dafür ist Joghurt. Auch den Ballaststoffanteil kann man mit Inulin erhöhen, zum Beispiel bei Wurst.

So preiswert wie Zucker ist Inulin nicht: Zwischen 7,– und 30,– Euro pro Kilogramm muss man dafür bezahlen, wenn man es im Internet bestellt. Auch in Bioqualität ist es erhältlich.

Yacón – ein idealer Zuckerersatz

Yacón *(Smallanthus sonchifolius, Polymnia edulis, Polymnia sonchifolia)* enthält Kohlenhydrate hauptsächlich in Form von Inulin. Dadurch besitzt die Pflanze einen förderlichen Einfluss auf die Darmflora, insbesondere auf Laktobazillen und Bifidobakterien. Die Pflanze stammt aus Südamerika und wächst in den Anden. Dort gilt sie seit Urzeiten als wertvolles Nahrungsmittel. Inzwischen wird sie auch in Japan, Korea und Neuseeland angebaut und schmeckt ähnlich wie eine Birne. In Nordamerika wird sie in der Szene gegessen, die natürliche Süßstoffe favorisiert. In den USA findet man Yacón auch als Pulver, das zum Backen und für Desserts verwendet wird. Yacón enthält sehr wenige Kalorien, beeinflusst den Blutzuckerspiegel kaum und ist daher auch für Diabetiker geeignet.

Erfreulicherweise werden beim Anbau keine Schädlingsbekämpfungsmittel (Pestizide) benötigt, da sich Blätter und Wurzeln über entsprechende Inhaltsstoffe selbst verteidigen können. Aber nicht nur das: Wirkstoffe, die in den Blättern der Pflanze zu finden sind, sollen den Blutzuckerspiegel aktiv senken. Dies ist auch in Südamerika bekannt. Dort nutzen Diabetiker einen Aufguss aus den Blättern. Aufgrund der geschilderten medizinischen Wirkungen erhält man einige Produkte aus Yacón auch bei uns.

Yacónpulver ist im Gegensatz zu Stevia oder Zuckeralkoholen nicht in Wasser löslich. Dadurch können keine Getränke wie Wasser oder Tee damit gesüßt werden. Es kann jedoch beim Backen anstelle von Zucker verwendet werden, oder auch um süße Mandeln oder Kaubonbons sowie Puddings zu umhüllen.

Yacón erhalten Sie im Internet als Pulver, in Scheibenform, als Sirup oder als Nahrungsergänzung in Kapseln. Für das Pulver muss man etwa 7,– bis 8,– Euro pro 100 g rechnen.

Fazit: Inulin und diejenigen Lebensmittel, die es enthalten, sowie Yacón sind ideale Lebensmittel für Diabetiker. Zusätzlich sind sie gut für die Verdauung. Außerdem helfen sie beim Abnehmen, da sie anstelle der wesentlich kalorienreicheren Stärke eingesetzt werden können. Auch Zucker können Sie damit einsparen.

[Anm. des Verlags: Der Verkauf von Yacón-Produkten wurde im Juli 2012 mit Hinweis auf die Novel-Food-Verordnung in Deutschland untersagt, da Yacón vor 1997 in Europa nicht in nennenswertem Umfang verzehrt worden sei.]

Natürliche Süßstoffe

Man schätzt den Weltmarkt für Süßstoffe auf etwa 1,4 Milliarden Dollar. Die Industrie mischt Süßstoffe sogar in Zahnpasta, um unangenehme Geschmacksnoten zu vermeiden und auch in Kosmetika und Medikamenten sind sie zu finden.

Leider spielen die natürlichen Süßstoffe nur eine Nebenrolle. Lesen Sie im Folgenden warum und wie man dies ändern könnte:

Stevia – eine unendliche Geschichte

Stevia ist ein natürlicher, kalorienfreier Zuckerersatz, der aus der Pflanze *Stevia rebaudiana Bertoni* hergestellt wird. Sie ist auch als „Süßkraut", „Süßblatt" oder „Honigkraut" bekannt. Das „Kraut" hat nahezu schon einen Kultstatus erreicht. Während sie bei uns verboten ist, revolutionierte die kalorienlose Süße den japanischen Zuckermarkt. Was ist dran an diesem natürlichen Süßstoff?

Was ist Stevia eigentlich?
Stevia ist eine blattreiche, krautige Staudenpflanze, die in Südamerika in subtropischen Breiten vorkommt. Sie stammt aus dem Hochland von Amambay in Paraguay und wurde zuerst dort und auch in Brasilien kultiviert. Die heimischen Guarani-Indianer schätzen die Pflanze seit einem halben Jahrtausend wegen des süßen Geschmacks ihrer Blätter – augenscheinlich ohne

negative Folgen. Sie süßen ihren Mate-Tee mit den hell- bis dunkelgrünen, 5 bis 8 cm langen und 2 bis 3 cm breiten Blättern. In Südamerika werden die getrockneten Blätter traditionell auf den Wochenmärkten angeboten.

Die Inhaltsstoffe

Die Blätter der Pflanze enthalten verschiedene, süß schmeckende Substanzen, darunter Steviosid und Rebaudiosid A. Sie machen etwa 20 % der Blatttrockenmasse aus. Eine 0,4-prozentige Lösung des Steviosids ist etwa 300-mal so süß wie Zucker, die getrockneten Blätter sind immer noch 40-mal so süß. Eine höhere Konzentration des Steviosids schmeckt bitter, das Rebaudiosid A jedoch nicht.

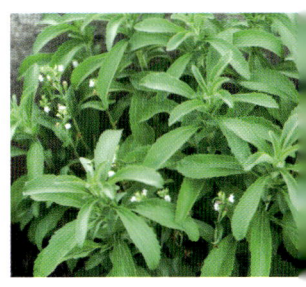

Die frischen Blätter von Stevia werden getrocknet und zu einem Pulver zermahlen. Dieses könnte man prinzipiell schon zum Süßen verwenden, jedoch hat es durch den Blattfarbstoff Chlorophyll eine grüne Farbe, die dann noch entfernt wird. Dadurch wird der Geschmack sogar noch verbessert und unterscheidet sich kaum mehr vom Geschmack des richtigen Zuckers.

Mischt man die Steviol-Verbindungen mit anderen Zuckern oder Süßstoffen, so wirken sie als Geschmacksverstärker. Sowohl die Pflanze selbst als auch der reine Steviosid-Auszug können gekocht werden. Sie sind stabil bis 200° C.

Die wundersamen Wirkungen von Stevia

Wie alle Süßstoffe ist Stevia praktisch kalorienfrei und nicht kariogen. Aber das allein reicht nicht für die wundersamen Eigenschaften, die ihm zugeschrieben werden. Glaubt man seinen Anhängern, kann Stevia (fast) alles: Es senkt den Blutdruck, hilft bei Diabetes, wirkt gegen Zahnfleischbluten, unterstützt die Verdauung und die Nierenfunktion. Äußerlich angewendet fördert es sogar die Wundheilung. Aufgrund des hohen Gehalts an Terpenen und Antioxidantien soll es selbst gegen Krebs wirksam sein, vor allem gegen Prostatakrebs. Aber auch vor Brustkrebs soll das Kraut schützen. Außerdem hilft es angeblich bei Rheuma und kann den Cholesterinspiegel senken. Für Diabetiker ist Stevia eine echte Alternative.

> Stevia ist kalorienfrei, nicht kariogen, wirkt positiv auf den Blutzuckerspiegel und enthält viele Antioxidantien – ein regelrechter „Wunder-Süßstoff".

Wissenschaftlich eindeutig belegt ist die Auswirkung auf den Blutdruck bei langfristiger Einnahme hoher Dosierungen, unabhängig davon, ob die Anwender zu hohen, zu niedrigen oder normalen Blutdruck haben. Nach vermehrtem Steviaverzehr kann jedoch auch verstärkter Harndrang auftreten.

Stevia kann außerdem als Quelle für Chlorophyll für medizinische Mundhygieneprodukte verwendet werden. Der pflanzliche Abfall kann als Trockenfutter für Schafe und Ziegen dienen und die Stängel können von der Industrie als Zellulosequelle genutzt werden. Wie man sieht, hat oder hätte Stevia ein breites Einsatzgebiet mit hohem wirtschaftlichem Potential.

Warum ist Stevia immer noch verboten?

Bei Stevia handelt es sich nach Meinung der zuständigen Behörden um ein „neuartiges Lebensmittel", das nach der Novel-Foods-Verordnung der Europäischen Union zugelassen werden muss. Angeblich war Stevia vor dem Mai 1997 noch nicht in nennenswertem Umfang als Lebensmittel auf dem Markt. Ein Zulassungsantrag, den Professor J. Geuns am 5. November 1997 bei der zuständigen belgischen Behörde gestellt hat, wurde im August 1998 an alle EU-Mitgliedstaaten weitergeleitet und am 22. Februar 2000 abgelehnt. Der Grund: Der „Wissenschaftliche Lebensmittelausschuss der Europäischen Kommission" (SCF) vertrat die Ansicht, dass die vorgelegten Daten nicht ausreichten, um die gesundheitliche Unbedenklichkeit der Pflanze zu belegen. Ein halbes Jahr vor der Antragstellung hätte Stevia problemlos als Lebensmittel eingesetzt werden können.

Tatsächlich konnte man das Süßkraut in den 90er Jahren in Bioläden, Reformhäusern und Teegeschäften ganz legal kaufen. Das Ganze gleicht – wie es „DIE ZEIT" formulierte – einem „absurden Theater" (DIE ZEIT, 13.11.2008 Nr. 47).

D. Müller stellte im April 2010 in einem Artikel der Zeitschrift „Der Spiegel" die Frage *„Wem nutzt es, wem schadet es? Nutzen würde der Einsatz der Pflanze dem Verbraucher. Schaden würde er der mächtigen Zuckerindustrie und der chemischen Lebensmittelindustrie, den Giganten, die Milliarden mit der Produktion von Aspartam und Co. umsetzen. Einer der Marktführer, Nutra Sweet, gehörte bis zum Jahr 2000 dem Gentech-Konzern Monsanto"* (Müller 2010).

Der eigentliche Skandal ist jedoch, dass Stevia offensichtlich gar kein „Novel Food" ist!

Dies hatte das Verwaltungsgericht München bereits in einem Urteil vom 13. Mai 2004 entschieden (Urteil M4K03.4528). Die getrockneten Blätter der Stevia rebaudiana seien kein Novel-Food-Produkt, da Stevia-Blätter bereits vor dem 15.05.1997, dem maßgeblichen Stichtag, als Zutat in Teemischungen gedient haben. In Europa waren damals bereits über 20 Millionen Tassen Stevia-Tee getrunken worden. Damit musste Tee aus Stevia-Blättern nicht über die Novel-Food-Verordnung zugelassen werden. Diesen Umstand nutzt auch die Molkerei „Andechser" für ihren Bio-Joghurt der Sorte „Orange-Sanddorn": Er wird mit Stevia-Tee gesüßt! Auch einige Teesorten im Bioladen enthalten das Süßkraut ganz legal.

Teemischungen mit Stevia-Blättern sind ganz legal im Handel erhältlich!

Damit wurde die Stevia rebaudiana als Lebensmittel bereits 2004 eigentlich verkehrsfähig. Nachdem der Freistaat Bayern gegen das Urteil des Münchner Verwaltungsgerichts Berufung

eingelegt hatte, wurde 2009 vor dem Bayerischen Verwaltungs-
gerichtshof (9 BV 09.743) darüber verhandelt. Ein ordentliches
Statusfeststellungsverfahren, in dem geprüft werden müsste,

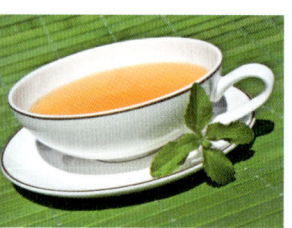

ob es sich bei Stevia rebaudiana überhaupt um ein
„Novel Food" handelt, ist von der Europäischen
Kommission anscheinend jedoch nie durchgeführt
worden ... Ein Schelm, wer Arges dabei denkt!

Dabei wollten die Alliierten bereits während des
Zweiten Weltkriegs Steviosid kommerziell als Ersatz für Zucker verwenden, der nicht in ausreichen-
der Menge zur Verfügung stand. Aufgrund fehlender Technolo-
gie kam es jedoch nicht zu einer industriellen Produktion.

Gesundheitliche Bedenken?

Die Ablehnung des Antrags auf Zulassung von Stevia geschah
ursprünglich aus gutem Grund: Der Verdacht auf Krebs erregen-
den bzw. erbgutschädigenden Effekt oder die Auswirkung auf
die männliche Fruchtbarkeit von Steviosid konnte nicht eindeutig widerlegt werden. Auch kannte man den langfristigen Effekt
der Pflanze auf Blutdruck und Blutzucker nicht. Die Forschungs-
ergebnisse waren zum Teil widersprüchlich, insbesondere bezüglich der Langzeitwirkung. „Der Spiegel" meinte dazu im April
2010: *„Bezeichnenderweise hat die chemische Süßstoffindus-
trie an dieser Studie mitgewirkt"* (Müller 2010). Für die Tierversuche hatte man eine Rattenart eingesetzt, die von Natur aus für
einige Krebsarten prädestiniert ist. „Völlig überraschend" er-
krankte die Gruppe an Krebs, die gar kein Stevia erhalten hatte!

Steht die ablehnende Haltung der EU auf einer realisti-schen Basis?

Was man gemeinhin nicht weiß ist, dass der Antragsteller für die
Zulassung von Stevia kein großer Nahrungsmittelproduzent

war, sondern die Universität Leuven. Sie forscht seit Jahren an Stevia und Steviosid. Die bisherigen Versuchsergebnisse, die zur Ablehnung des Antrags führten, seien „kleine Effekte, die von den Behörden gewaltig aufgeblasen wurden", meint Prof. Geuns zu den Rattenversuchen (online unter: *www.kuleuven. ac.be/bio/biofys/ESC/ESC.htm*).

Bislang kennt man jedenfalls keinen einzigen Hinweis auf die Gefährlichkeit der Pflanze. Die „Tests" mit Tausenden von Menschen, die die Stevia-Süße täglich genießen, sollten eigentlich als Unbedenklichkeitsnachweis genügen. Dies tun sie aber nicht. Dabei kann Prof. Geuns auf Anhieb Dutzende von Studien zitieren, die die Harmlosigkeit der Pflanze belegen.

Sogar die Weltgesundheitsorganisation (WHO) hat Stevia geprüft! Ein Expertenausschuss von WHO und FAO (Ernährungs-Organisation der Vereinten Nationen: „Food and Agriculture Organization of the United Nations") entschied sogar, Süßstoffen aus Stevia einen zeitlich befristeten ADI-Wert von vier Milligramm zu erteilen. Das heißt: Wiegt man 70 kg, darf man täglich 280 mg davon zu sich nehmen, ohne die Gefahr einer gesundheitlichen Belastung auf sich zu nehmen. Damit wäre von Seiten der WHO die Aufnahme einer gewissen Tagesdosis durch Lebensmittel erlaubt. Das heißt jedoch nicht, dass Süßstoffe aus Stevia damit auch in der EU zugelassen sind!

Nun hat das Ganze erneut „Zündstoff" bekommen, da die Europäische Behörde für Lebensmittelsicherheit (EFSA) Süßungsmittel, die aus den Blättern der Steviapflanze gewonnen werden, neu bewertet hat. Studien, die die angebliche Giftigkeit des Krauts beurteilen sollten zeigten, dass die sogenannten Steviolglykoside, die zum Süßen verwendet werden, weder krebserregend noch erbgutverändernd wirken. Davon berichtete die Zeitschrift Ökotest bereits im Juni 2010 (Ökotest 06/2010). Nun sollte einer Zulassung eigentlich nichts mehr im

Wege stehen. Auf jeden Fall müssen die Zulassungsanträge für Lebensmittel, die die kalorienfreie natürliche Süße enthalten, von der Europäischen Kommission jetzt neu überprüft werden. Bisher gab es in der EU nur eine Ausnahmegenehmigung für Frankreich – gültig bis August 2011.

In anderen Ländern hat man weniger Bedenken

So wird zum Beispiel in Paraguay Stevia schon seit Jahrhunderten zum Süßen von Tees und Speisen verwendet.

Die Japaner ergriffen bereits in den 1970er Jahren die Initiative, führten Stevia-Pflanzen in großen Mengen nach Asien ein und kultivierten sie auch. Dort ist Stevia als Lebensmittel zugelassen. Auch den beliebten japanischen Sportlerdrink „Pocari Sweat" gibt es in einer Stevia-Variante. 95 Prozent des weltweiten Stevia-Verbrauchs findet man derzeit in Japan und Korea.

Aber auch in den USA hat man nachgezogen. Zu der Zeit, als Aspartam auf den Markt kam (1986), war Stevia auch dort verboten. Im Jahre 1995 wurde es dann eingeschränkt zwar nicht als Süßstoff, aber als Diätnahrung bzw. als Nahrungsergänzungsmittel erlaubt. Die Zulassung als Süßstoff erfolgte jedoch erst im Dezember 2008, als zwei neue Steviaextrakte entwickelt und auf dem Markt eingeführt wurden. Sie beschränkt sich jedoch auf den Inhaltsstoff Rebaudiosid A. Die niederländische Rabobank schätzt, dass der Umsatz mit Stevia-Süßstoffen in den USA in den kommenden fünf Jahren bei etwa 700 Millionen US-Dollar liegen wird! So wird in den nächsten zwei bis drei Jahren ein neuer Multimilliarden-Markt entstehen. In der Filmhauptstadt Hollywood ist ein mit Stevia gesüßter Drink namens „Zevia" bereits ein Trendgetränk und gilt als schick.

Abweichend zum EU-weiten Verbot hat Frankreich als erster EU-Staat im August 2009 für mindestens 97 % reines Rebaudiosid A eine vorläufige Zulassung auf zwei Jahre ausgesprochen.

Mit Stevia gesüßte Lebensmittel dürfen dennoch auch weiterhin nicht nach Deutschland vertrieben werden.

In Neuseeland und Australien sind Stevia-Glykoside seit 2008 zugelassen. In der Schweiz wurden bereits 2008 für drei Getränke Einzelgenehmigungen für die Steviaanwendung ausgesprochen. Seit Mai 2009 ist das Süßen mit Stevia in der Schweiz erlaubt. Die kommerzielle Produktion findet man überwiegend in Brasilien, Paraguay, Uruguay, Zentralamerika, Israel, Thailand und in China. Angebaut wird Stevia in Süd- und Nordamerika, Israel, Thailand und China. Ingesamt sind die Chinesen bereits seit langer Zeit die weltweit größ- 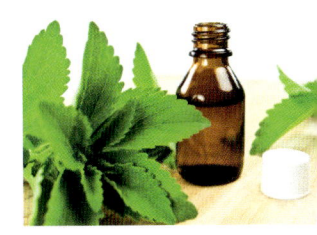 ten Produzenten der grünen Süße. Weltweit nutzen 150 Millionen Menschen das süße Kraut bzw. seine Auszüge täglich! Nur für die Europäer bzw. manche gilt es offensichtlich als gesundheitsschädlich!

Stevia bekommt man – jederzeit aus dem Internet

Trotz mangelnder EU-Zulassung und obwohl der Handel mit Stevia als Lebensmittel illegal ist, ist das süße Kraut für jeden erhältlich – bevorzugt über das Internet:

- in Form von Stevia-Samen, Stevia-Stecklingen oder als ganze Pflanze im Topf,
- als ganze oder gemahlene getrocknete Stevia-Blätter,
- als Flüssigextrakt, als Sirup
- oder in Form von Pulvern oder Tabletten, die das isolierte Steviosid und Rebaudiosid A enthalten.

Stevia wird als „Tiernahrung" oder „Badezusatz" vertrieben und der Süßstoff Steviosid als „Zutat für Dentalprodukte". Sogar Stevia-Zahnpasta findet man. In Bio-Supermärkten kann man Stevia auch im praktischen Tabspender erwerben, jedoch nicht als Lebensmittel, sondern als „Badezusatzstoff" deklariert. Viele Händler bieten neben ihren „Badezusätzen" auch ungeniert Stevia-Kochbücher an. Wenn für die Zulassung eines harmlosen Lebensmittels bald länger benötigt wird, als für die Zulassung eines Arzneimittels, wundert es auch nicht, dass die Bevölkerung das Stevia-Verbot irgendwann nicht mehr allzu ernst nimmt.

Auch Rezepte zum Kochen und Backen mit Stevia findet man im Internet, so zum Beispiel auf der Seite *www.freestevia.de*. Dort finden Sie auch umfassende weitere Informationen zu dem Süßkraut und interessante Links.

Das Risiko bleibt bis zur Zulassung allerdings beim Verbraucher. Sollte er vom Verzehr eines als „Badezusatz" deklarierten Produkts gesundheitliche Schäden bekommen, hat er schlichtweg Pech und keine Möglichkeit, jemanden dafür haftbar zu machen. Man sollte also darauf achten, dass die Produkte die hygienischen Anforderungen erfüllen, die auch an Lebensmittel gestellt werden.

Dazu kommt noch, dass die Preise für Stevia entsprechend seiner „Wunderwirkung" nicht gerade niedrig sind: Für ein Kilo Stevia-Blätter bezahlt man zwischen 15,– und 25,– Euro. Ein Kilo Steviosid/Rebaudiosid A kostet zwischen 90,– und 140,– Euro. Rechnet man die Mengen, die man benötigt jedoch auf seine Süßkraft um, kann man auch Steviaprodukte finden, die im Endeffekt billiger sind als Zucker.

Inzwischen bekommt man das Süßkraut sogar in Deutschland, wenn auch nur in Apotheken unter den Pharmazentralnummern: Stevia-Kraut PZN 188 1698 und Steviosid PZN 188 1681.

Die Fronten enthärten sich

Praktischerweise sorgt in den USA nun auch noch die Politik für hohe Gewinne mit Stevia. 2010 startete die US-Regierung eine große Kampagne gegen Fettleibigkeit und übermäßigen Zucker-konsum. Der Kampf richtet sich ganz besonders gegen zucker-haltige Limonaden. Präsident Barack Obama will sogar eine "Soda-Steuer" einführen, das heißt: eine Sondersteuer auf zu-ckerhaltige Limonaden. Auch die Wissenschaft hilft mit diversen Studien mit und eine landesweite Kampagne für gesunde und zuckerarme Ernährung beginnt.

Die Genehmigung muss nun bald kommen

Experten gehen davon aus, dass die EU-Kommission Stevia bis Ende 2011 EU-weit als künstlichen Süßstoff(!) zulassen wird. So lange müssen wir uns noch gedulden – oder auch nicht.

Fazit: Für Sie ist interessant, dass ein natürlicher Süßstoff, der für Diabetiker und Übergewichtige optimal wäre, von der EU nicht zugelassen wird – aus welchen Gründen auch immer. Es ist zu erwarten, dass dies mit den im folgenden Kapitel vorgestell-ten Süßstoffen genauso ablaufen würde, wenn es jemand auf sich nehmen würde, die Zulassung dafür zu beantragen. Aber man muss sich nur zu helfen wissen (siehe Kapitel „Süßen ohne Reue").

Am 2. Dezember 2011 ist Steviolglykosid unter der Bezeichnung E960 als Süßstoff und Lebensmittelzusatzstoff in der EU zugelassen worden (Anm. des Verlags).

Vorab schon einmal zwei Rezepte mit Stevia:

Käsekuchen mit Früchten à la Jürgen
Zutaten für ca. 16 Stücke
Fett und Backpapier für die Form
500 g frische Früchte (z.B. Aprikosen, Äpfel oder Trauben)
oder 500 g Dosen- oder Glasfrüchte (z.B. 1 Glas Kirschen)
oder 500 g Fruchtcocktail
2 EL Zitronensaft
4 Eier
3–6 ml Stevia
750 g Magerquark
1 Prise Salz
100 g Mehl
1/2 Päckchen Backpulver
Puderzucker zum Bestäuben
1 Päckchen Vanillezucker (8 g)
200 ml Magermilch

Zubereitung
Am besten einige Zeit vorher Dosen- bzw. Glasobst abtropfen
lassen, bzw. kurz vorher frische Früchte reinigen und in Stücke
schneiden; evtl. bei Kirschen aus dem Glas zusätzlich 2 Äpfel
(gewaschen, ohne Kerngehäuse, in feine Spalten geschnitten)
unter den Teig mischen.
Eier, Stevia, Vanillezucker, Zitronensaft und Salz ca. 8 Minuten
schaumig rühren. Inzwischen eine Springform mit Backpapier
auslegen (auch die Seitenränder), evtl. muss das Backpapier
sogar eingefettet werden.
Unter die Teigmasse noch den Quark und die Milch unterrühren.
Mehl mit dem Backpulver mischen und unter die Teigmasse he-
ben. Das Obst zur Hälfte untermischen.

Den Teig in die Form streichen. Das restliche Obst darauf vertei-
len und im nicht vorgeheizten Herd bei 170° C (Umluft 150° C)
ca. 50 Min. backen.
Arbeitszeit: ca. 20–30 Minuten
Kalorien: 155 kcal/Stück mit Zucker, 102 kcal/Stück mit Stevia

Kiwi-Eis à la Jürgen
Zutaten für ca. 2–3 Portionen
3 Kiwis
1 ml Stevia
270 ml Magermilch
1 ml Xanthan

Zubereitung
Die Kiwis schälen, klein schneiden und pürieren, die anderen
Zutaten unterrühren und etwa 20 Minuten in die Eismaschine
geben. Schmeckt lecker und hat nur wenige Kalorien.
Das Eis kann ebenso mit anderen Früchten hergestellt werden,
zum Beispiel mit Erdbeeren oder Bananen. Je nach natürlichem
Zuckergehalt ist die Steviamenge zu verändern, das Eis sollte
mit Stevia abgeschmeckt werden.
Xanthan dient dazu, dass das Eis cremiger wird und ist in den
Hobbythekläden oder über das Internet zu beziehen. Es ist als
natürlicher Zusatzstoff mit der Nummer E 415 sogar für Bio-Lebensmittel zugelassen. Xanthan wird nicht benötigt, wenn man
statt Milch Sahne verwendet.
Arbeitszeit: ca. 10–20 Minuten
Kalorien: gesamt ca. 300 kcal,
entsprechend 100–150 kcal/Person

Noch nicht zugelassene natürliche Süßstoffe

Aufgrund der negativen Schlagzeilen über künstliche Süßstoffe wurde im Pflanzenreich intensiv und systematisch nach natürlichen Süßstoffen gesucht. In diesem Zusammenhang sind vor allem gesunde Eiweißstoffe interessant. Viele hat man bereits gefunden. Einige davon, die leider noch nicht zugelassen sind, stelle ich Ihnen im Folgenden vor.

Natürlicher Süßstoff	Süßkraft*	hitzestabil	Im Internet angeboten	Zusätzliche gesundheitliche Vorteile	unangenehmer Nachgeschmack
Brazzein = Pentadin	500 – 2.000	ja	nein	nicht bekannt	nein
Monellin	1.500 – 100.000	nein	nein	nicht bekannt	nein
Mabinlin	100 – 400	ja	nein	nicht bekannt	nein
Stevia Blätter	30	ja	ja	ja	leicht
Reines Stevia/ Steviosid	300 – 450	ja	ja	ja	leicht
Hernandulcin	1.250	ja	nur als Ursprungspflanze	ja	ja
Phyllodulcin	200 – 600	bedingt	als Tee u. Pflanze	ja	nein
Perillartin	2.000	?	nein	nicht bekannt	ja
Gaudichaudiosid A	55	?	nein	nicht bekannt	nein
Baiyunosid	500	?	aus USA	ja	ja
Pterocaryosid A & B	50 – 100	ja	nein	nicht bekannt	ja
Selligueain A	35	?	nein	ja	wenig

Natürliche, nicht zugelassene Süßstoffe
(* im Vergleich zum Haushaltszucker/Saccharose)

Brazzein (Pentadin) – das süße Eiweiß der Affen

Brazzein ist ein Eiweiß und kommt in den Früchten der west-
afrikanischen Lianenpflanze *Pentadiplandra brazzeana* vor. Es
hat kaum Kalorien. Aufgrund seiner Hitzestabilität wäre es auch
für die Industrie interessant.

Das süße Eiweiß wurde von den französischen Anthropolo-
gen Marcel und Anette Hladik entdeckt. 1984 beobachteten sie
Affen im zentralafrikanischen Gabun und sahen, dass die Tiere
sich bevorzugt von den roten Früchten der Lianenpflanze ernährten. Die verblüffende Tatsache stellte sich als weniger überraschend dar, als sie entdeckten, wie enorm süß die Früchte
sind. Im Jahre 1994 wurde Brazzein dann zum ersten Mal an der
University of Wisconsin-Madison isoliert.

Die räumliche Struktur des kleinen Eiweißes weist keinerlei
Ähnlichkeit zu den Strukturen bekannter Eiweißsüßstoffe auf.
Natürliches Brazzein besteht aus einer Mischung der beiden
Eiweißstoffe mit den unaussprechlichen Namen pGlu-Brazzein
(80 %) und des-pGlu-Brazzein (20 %). Letzteres ist doppelt so
süß wie das pGlu-Brazzein.

Brazzein ist gut verträglich und langanhaltend süß. Daher ist
es für Diabetiker geeignet und als Zuckerersatz für die industrielle Massenproduktion. Es ist gut in Wasser löslich und hält
auch eine saure Umgebung aus. Dies ist für die industrielle Verarbeitung, zum Beispiel in Backwaren, wichtig. Außerdem ist
sein Geschmack zuckerähnlicher als der der meisten anderen
Süßstoffe.

Es laufen Versuche, Brazzein für den Weltmarkt zu erzeugen,
dennoch ist es bei uns (noch) nicht erhältlich.

Monellin – sehr süß, aber nicht hitzestabil

Die Beeren einer tropischen Pflanze mit dem Namen *Dioscoreo-
phyllum cumminsii Diels*, eines Mondsamengewächses aus der

Ordnung der Yams-Gewächse, werden in Westafrika seit Jahrhunderten von den Einheimischen zum Süßen verwendet. Sie werden „Serendipity" genannt und ihr schleimiges Fruchtfleisch schmeckt sehr intensiv und ungewöhnlich lange süß.

Auch hier handelt es sich um ein recht kleines Eiweiß, das aus zwei Peptidketten besteht, die auch nur gemeinsam süß schmecken. Es ist nach dem Institut der Entdecker „Monellin" benannt worden. Monellin übertrifft die wirksamsten künstlichen Süßstoffe Aspartam und Saccharin um ein Vielfaches an Süßkraft. Der starke Süßgeschmack tritt verzögert auf und man schmeckt ihn lange nach. Leider ist das Eiweiß nicht hitzestabil und hat aufgrund seiner geringen Stabilität generell bisher keine praktische Anwendung gefunden.

Mabinlin – aus der chinesischen Volksmedizin

Mabinline sind süß schmeckende Eiweiße, die aus den Samen der chinesischen Pflanze „Mabinlang" *(Capparis masaikai Levl.)* extrahiert werden. In der chinesischen Volksmedizin werden sie gegen Halsschmerzen und als Antifertilitätsmittel eingesetzt.

Es gibt vier gleichwertige Substanzen, davon ist Mabinlin-2 als erstes 1983 isoliert und 1993 charakterisiert worden. Diese Variante wurde am intensivsten untersucht. Sie ist auch diejenige, die Hitze am besten aushält. Die anderen Varianten – Mabinlin-1, -3 und -4 – wurden 1994 entdeckt und genau beschrieben.

Mabinline sind nicht so süß wie Thaumatin, zeigen aber ein ähnliches Süßigkeitsprofil. Die Süße von Mabinlin-2 ist beim Erhitzen auf 80° C nach 48 Stunden noch unverändert. Mabinlin-3 und -4 halten jeweils eine Stunde bei 80° C aus. Dagegen verliert Mabinlin-1 beim Erhitzen auf 80° C nach einer Stunde seine Süße.

Mabinline sind als Eiweiße gut in Wasser löslich. Aufgrund seiner hohen Hitzestabilität ist Mabinlin-2 derjenige Süßstoff, der am ehesten industriell nutzbar ist. Mabinlin-2 kann auch künstlich hergestellt werden, jedoch hat dieses Eiweiß einen adstringierend-süßen Geschmack.

Hernandulcin – aus dem Aztekischen Süßkraut

Das ätherische Öl Hernandulcin kommt im Aztekischen Süßkraut *(Lippia dulcis)* vor. Vor allem die Blüten und Blätter, aber auch der Blütenstiel und die jungen Stängel enthalten das süße Öl. Die schöne Pflanze gehört zu den Eisenkrautgewächsen und kommt natürlich in Mittel- und Südamerika vor. Ihr Süßgeschmack ist etwas weniger angenehm als der von üblichem Haushaltszucker und wird von einem bitteren Beigeschmack begleitet. Das Aztekische Süßkraut ist nicht ganz so bekannt wie Stevia. Es kann jedoch in frischem Zustand ebenso eingesetzt werden. Schädlinge sind unbekannt, was auf einen pestizidfreien Anbau hoffen lässt.

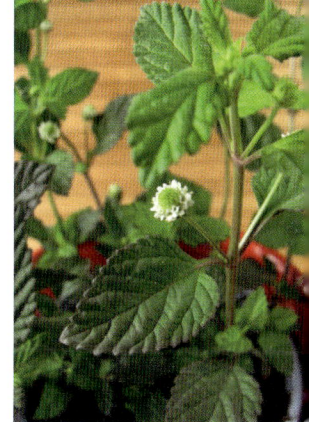

Hernandulcin ist hitzeunempfindlich und kann zum Süßen und Aufkochen von Tees verwendet werden.

Als Heilkraut wirkt es ähnlich wie Fenchel und Kümmel. Bei Husten ist es schleimlösend. Auch eine entzündungshemmende und spasmolytische (muskelentkrampfende) Wirkung ist bekannt. Da die Pflanze nachweisbar in Deutschland bereits vor 1943 angebaut und sehr reger Handel mit ihr betrieben wurde, kann man zumindest die Pflanze *Lippia dulcis* nicht unter die Richtlinien von „Novel Foods" eingliedern. Sie sollte also problemlos zu beziehen sein, zumal sich unter anderem sogar eine Doktorarbeit (Nayal 2009) mit ihr befasst hat und klargestellt ist, dass Hernandulcin keine Gesundheitsschäden hervorruft und eine diesbezügliche Überprüfung nicht erforderlich ist. Dennoch ist der Süßstoff in der EU nicht zugelassen.

Phyllodulcin – die kalorienfreie Süße für Tees

Phyllodulcin ist ein sogenanntes Derivat von 3,4-Dihydroisocumarin und wird in den Blättern der Teehortensie *(Hydrangea serrata oamacha)* gefunden. Diese Blätter werden in Japan zum Süßen von Tees genutzt. Der lakritzeähnliche Süßgeschmack mit leichter Anisnote baut sich relativ langsam auf und fällt genauso wieder ab. Der natürliche Süßstoff ist nach aktuellem Wissensstand weder gesundheitsschädlich noch erbgutverändernd. Er ist begrenzt wasserlöslich, aber nicht besonders stabil und hat nur 7 kcal/100 g. Als Süßstoff kann man Phyllodulcin nicht kaufen, jedoch kann man aus den Blättern der Pflanze einen Tee

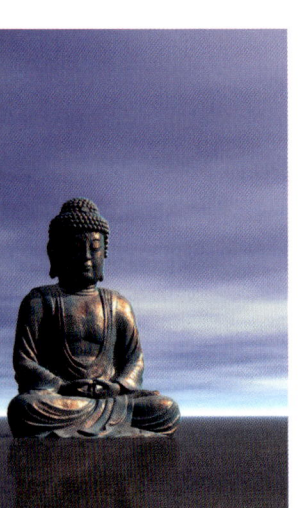

herstellen, der in Japan traditionell am 8. April, dem Geburtstag Buddhas, getrunken wird. Der Tee heißt „Ama-Cha" oder „Buddha-Tee" und man kann ihn im Internet finden (Kosten ca. 9,– Euro für 25 g). Bevor man Zucker kannte, wurde aus den Blättern der Pflanze ein dicker Sirup gekocht. Das Wort "amacha" heißt übersetzt schlichtweg „süß". Mancher Asia-Shop oder exklusiver Teeladen führt den Tee ebenfalls. Auch die Pflanze kann man kaufen und die süßen Blätter selber ziehen.

Der süße Geschmack entsteht jedoch erst durch Fermentation. Man erntet die Blätter im August, trocknet sie in der Sonne und besprüht sie anschließend wieder mit Wasser. Danach gibt man sie 24 Stunden in hölzerne Gefäße, wodurch sie fermentiert, das heißt von Mikroben bearbeitet werden. Die fertigen Blätter werden gerollt und getrocknet. Für den Tee verwendet man ein Blatt pro Tasse bzw. fünf bis sieben Blätter für eine Kanne und lässt ihn zwei Minuten ziehen. Er ist sehr süß und hat eine erfrischende Note. Die präparierten Blätter kann man auch zwischendurch gegen den Hunger langsam zerkauen, ähnlich wie Süßholz.

Wie viele natürliche Süßstoffe, hat auch Phyllodulcin eine gesundheitsfördernde Wirkung. So wird Amacha in Japan gegen Parodontitis und als Antiallergikum eingesetzt. Auch eine pilzhemmende und antibiotische Wirkung hat man bei ihm entdeckt.

Perillartin – die Süße mit der bitteren Note

Perillartin wird vorwiegend in Japan als natürliches Süßungsmittel verwendet und ist Hauptbestandteil des ätherischen Öls der Perilla-Pflanze *(Perilla frutescens [L.] Britton)*, auch Sesamblatt genannt, die in Ost- und Südostasien heimisch ist. Es ist nur begrenzt wasserlöslich und hat darüber hinaus einen bitteren Beigeschmack.

Das Aroma erinnert entfernt an Zimt und Anis oder Süßholz und hat eine ausgeprägte herbe Note. Der Geschmack ist variabel und hängt außer von genetischen Faktoren auch von Klima und Boden ab.

Man kennt auch einen Subtyp des Perillartins, der zwar nur 450-mal süßer ist als Saccharose, aber dafür wasserlöslicher. Dieses Oxim V hat auch keinen unerwünschten Nachgeschmack und wird problemlos verdaut. Daher wird überlegt, Oxim V als Alternative zu Perillartin einzusetzen.

Bislang gibt es keine Einstufung der EU bezüglich etwaiger gesundheitlicher Gefahren.

Weitere natürliche Süßstoffe

Es gibt noch viele andere natürliche Süßstoffe. Ihr einziger Nachteil: Sie sind nicht zugelassen.

Gaudichaudiosid A stammt aus der Pflanze *Baccharis gaudichaudiana DC*, die zur selben Pflanzenfamilie gehört wie Stevia und Artischocken. Sie ist nicht gesundheitsschädlich und besitzt einen angenehmen Geschmack.

Der süße Stoff Baiyunosid findet sich in den Wurzeln der Pflanze *Phlomis betonicoides Diels*. Sie wird in der chinesischen Volksmedizin verwendet und besitzt einen Nachgeschmack, der etwa eine Stunde anhält. Baiyunosid aus den USA, genauer gesagt aus Arizona, wird sogar im Internet angeboten. 100,– bis 250,– Euro pro Gramm muss einem dieser Süßstoff allerdings schon wert sein.

Den natürlichen Süßstoff Pterocaryosid A & B gewinnt man aus den Blättern und Stängeln der Pflanze *Pterocarya paliurus Batal*. In China verwendet man ihre Blätter zum Süßen von Lebensmitteln. Nach aktuellem Wissensstand ist die Pflanze nicht gesundheitsschädlich. Den süßen Geschmack, der nahezu sofort spürbar ist, rufen zwei Substanzen hervor: Pterocaryosid A und B. Diese haben jedoch beide einen leicht bitteren Nachgeschmack. Nach den vorhandenen Daten scheint die Entwicklung eines natürlichen Süßstoffes aus der Pflanze möglich.

Selligueain A stammt aus den reifen Rhizomen des Farns *Selliguea feei Bory*. Nach aktuellem Wissensstand ist der süße Stoff ebenfalls nicht gesundheitsschädlich. Er soll sogar schmerzlindernd und entzündungshemmend wirken. Wendet man ihn in hohen Konzentrationen von 0,5 % an, zeigt er eine angenehme Süße mit etwas bitterem Nachgeschmack. Die süße Substanz wurde auch noch in anderen Pflanzen derselben Gattung der Tüpfelfarne *(Polypodium)* entdeckt, so dass ausreichend Ausgangsmaterial für natürliche Süßstoffe dieser Art vorhanden sein sollte. Zudem hat man einen Stoff gefunden, der offensichtlich für den leichten Nachgeschmack verantwortlich ist.

Bis heute wurden über 100 neue pflanzliche Süßverbindungen aus mehr als 25 verschiedenen Pflanzenfamilien isoliert. Es wäre somit kein Problem, die Bevölkerung mit natürlichen Süßstoffen zu versorgen. Dass dies zudem eine große Erleichterung für Diabetiker und Übergewichtige wäre, braucht eigentlich gar nicht erwähnt zu werden. Auch Karies würde zurückgehen.

Sogar aus Agaven oder Hafer könnten natürliche Süßungsmittel hergestellt werden. Zudem gibt es Kürbisgewächse, die erstaunlich süß schmeckende Pflanzenteile aufweisen. Dazu gehören zum Beispiel die Gattung Siraitia (zum Beispiel *Siraitia siamensis* und *Siraitia silomaradjae*) und auch das beliebte Jiaogulan *(Gynostemma pentaphyllum)*. Aufgrund seiner süßen, aber bitter schmeckenden Triterpenglykoside wird es auch zur Gesundheitsvorsorge verwendet.

Die meisten der bisher entdeckten süßen Eiweißstrukturen werden in den Gegenden, in denen die Ursprungspflanzen heimisch sind, von der Bevölkerung schon lange zum Süßen von Getränken verwendet. Sie zu isolieren ist jedoch oft schwer und kostspielig. Deshalb versucht man sie durch gentechnische Methoden mit Mikroorganismen zu produzieren. Die Suche nach kalorienfreien Süßungsmitteln kann also erfolgversprechend fortgesetzt werden. Eine Zulassung in der EU zu bekommen ist allerdings häufig schwierig – und das ist nicht gerade verbraucherfreundlich.

> Die meisten der „neu" entdeckten pflanzlichen Süßstoffe werden in den Ursprungsländern schon lange zum Süßen verwendet.

Wie Sie sehen, wäre man also keinesfalls auf die künstlichen Varianten von Süßstoffen angewiesen. Einige der natürlichen Süßstoffe sind sogar zugelassen, ob nun beabsichtigt oder nur „versehentlich"...

Zugelassene natürliche Süßstoffe

Folgende natürliche Süßstoffe sind zugelassen:

Natürliche Süßstoffe	Süßkraft*	hitzestabil	Zusätzliche gesund-heitliche Vorteile	unangeneh-mer Nach-geschmack
Thaumatin	2.000-3.000	nein	nein	ja
Luo Han Guo = Siraitia grosvernori	240	ja	ja	nein
Luo Han Guo reines Migrosid-Gemisch	300	ja	ja	nein
Luo Han Guo reines Migrosid-4 und -5-Gemisch	400	ja	ja	nein
Rubusosid	200	ja	ja	ja

Zugelassene natürliche Süßstoffe (* im Vergleich zum Haushaltszucker)

Thaumatin (E 957) – aus dem Katemfe-Strauch

Der Katemfe-Strauch, von den Einheimischen auch „Ndebion" genannt, stammt aus dem Regenwald Westafrikas. In seiner Samenkapsel findet man einen natürlichen Süßstoff, der unseren Zucker um ein Vielfaches an Süßkraft übertrifft, aber einen lakritzartigen Nachgeschmack hat. Bei dem Süßstoff handelt es sich um ein Gemisch aus drei Eiweißketten, das Thaumatin genannt wird. Die Ausbeute aus den Samenkapseln ist allerdings sehr gering: Aus 1 kg Kapseln lassen sich nur 6 g davon isolieren. Thaumatin ist auch als Geschmacksverstärker für Aromen einsetzbar. Seinen süßen Geschmack nimmt man erst verzögert wahr, dieser hält dann aber bis zu einer Stunde an. Beim Kochen und Backen zerfällt Thaumatin. Dabei verliert der Stoff seine Süßkraft.

Thaumatin ist seit Anfang 1996 durch die EG-Süßungsmittel-richtlinie zugelassen. Man kann es unter anderem über das In-

ternet beziehen. Allerdings muss man mit Kosten von ca. 14,–
Euro pro Gramm rechnen. Ein Gramm Thaumatin entspricht dem
Süßwert von ein bis drei Kilo Zucker. Damit ist der Süßstoff – be-
zogen auf seine Süßkraft – also etwa doppelt bis dreifach so
teuer wie normaler Haushaltszucker.

Man findet den Süßstoff bereits in Süßwaren, oft in solchen auf
Kakao- oder Trockenfruchtbasis. Außerdem wird er für Diät- und
Nahrungsergänzungsmittel, Getränke, Vitamine und Zuberei-
tungen für Diabetiker, Kaugummi sowie Tierfutter verwendet.
Da er als absolut gesundheitlich unbedenklich eingestuft wird,
besitzt er auch keinen ADI-Wert. Die Einheimischen in Afrika verwenden ihn seit Jahrhunderten zum Süßen von Tee,
Brot und Palmwein. Thaumatin wurde bereits 1855
vom Afrikareisenden Danielli entdeckt. Damit ist es
der am längsten bekannte Süßstoff. Das bedeutet
aber nicht, dass Thaumatin auch in Deutschland
schon so lange zugelassen ist. Bei uns darf man den
Süßstoff erst seit 1998 nutzen. In Japan wurde

> Thaumatin ist der am längsten bei uns bekannte Süßstoff. Er wurde bereits 1855 entdeckt.

Thaumatin bereits 1979 als „natürliches Lebensmittel" erlaubt.
Eine erfreuliche Entwicklung gibt es in Ghana: Dank eines Pro-
jekts der Firma Samartex und des Fraunhofer-Instituts für Grenz-
flächen- und Bioverfahrenstechnik (IGB) in Stuttgart, kann die
einheimische Bevölkerung dort das Thaumatin inzwischen
selbst aus den Früchten des Katemfe-Strauches gewinnen.

Luo Han Guo (oder Arhat) – die süße Frucht aus China

Luo Han Guo (auch: Luahanguo, Luo Han Kao oder Lo Han Kao),
gesprochen "Lo-hang-dscho", ist die süße tropische Frucht der
aus China stammenden Pflanze *Siraitia grosvenori* die zur Familie der Kürbisgewächse gehört. Sogar als „chinesisches Stevia"
bezeichnet man die Pflanze. Der Fruchtextrakt wird bereits seit
1000 Jahren in China als natürlicher Süßstoff genutzt und in der

chinesischen Medizin als Heilpflanze verwendet. Der Zuckerersatzstoff enthält fast keine Kalorien (0,5 kcal bzw. 2,3 kJ pro g), ist zum Süßen von Speisen geeignet und kann auch zum Kochen und Backen verwendet werden, da er nicht hitzeempfindlich ist. Er schmeckt gut und ist wasserlöslich.

Welche Wirkstoffe enthält die Pflanze?

Der süße Geschmack der Früchte geht hauptsächlich auf sogenannte „Mogroside" zurück. Das sind zuckerartige Verbindungen, die im fleischigen Teil der frischen Frucht etwa einen Anteil von 1 % haben. Durch Extraktion gewinnt man ein Pulver, das einen Anteil von 80 % oder mehr Mogroside enthält.

Man kennt fünf verschiedene Süßmacher derselben Substanzklasse, die mit den Nummern 1 bis 5 voneinander unterschieden werden. In Luo Han Guo ist hauptsächlich das Mogrosid-5 enthalten, das früher bereits unter dem Namen Esgosid bekannt war.

Die Frucht kam bereits im frühen 20. Jahrhundert in die USA. Dort wird das Mogrosid-5 als Süßsaft eingesetzt. In Japan ist Luo Han Guo als Frucht erhältlich. Außerdem wird Mogrosid-5 dort als Zusatz in Lebensmitteln, Getränken und Pharmaprodukten verwendet. Von der amerikanischen Gesundheitsbehörde FDA wurde Luo Han Guo sogar als GRAS-Produkt (siehe Erklärung der Fachbegriffe im Anhang) eingestuft. Es sind auch keine Einschränkungen bezüglich der Nutzung der Früchte oder ihrer Extrakte bekannt.

Im Anbaugebiet von Luo Han Guo leben außergewöhnlich viele Menschen, die über 100 Jahre alt sind!

Das chinesische Süßkraut wird vor allem in Südchina angebaut, wobei die größte Menge der Produktion aus den Guilin-Bergen kommt. Dort findet man das Süßkraut kaum mehr wild, da es schon seit langer Zeit kultiviert wird. Das Anbaugebiet ist auch bekannt für seine außergewöhnlich große Anzahl an Bewohnern, die über 100 Jahre alt sind. Dies führt man auf den Genuss der Frucht Luo Han Guo und die unberührte Natur zurück. Die Bewohner selbst sind jedoch der Ansicht, dass ihr ruhiger Lebensstil und ihre einfache Ernährung dafür verantwortlich sind.

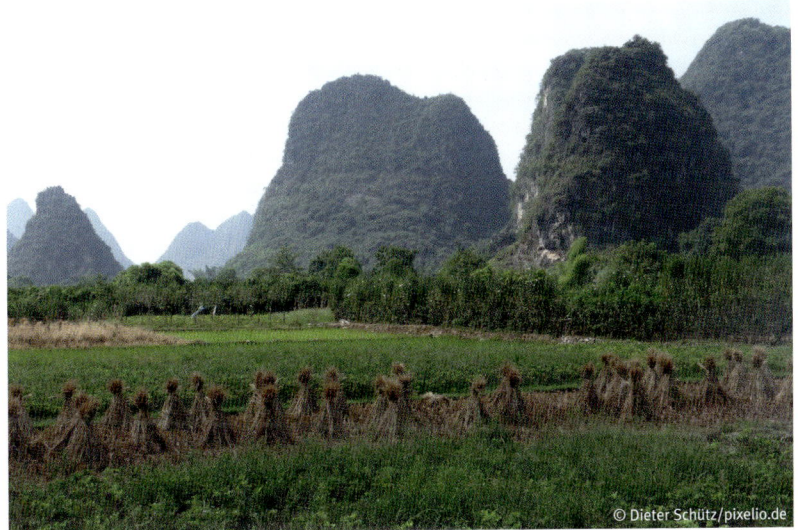

© Dieter Schütz/pixelio.de

Patent auf Luo Han Guo

Bereits 1995 wurde ein Verfahren zur Herstellung eines praktischen Süßstoffes aus Luo Han Guo patentiert. Durch den Vorgang sollen viele störende Aromen entfernt werden.

Durch ähnliche Prozesse werden auch zahlreiche weitere Zuckerersatzstoffe, aus Luo Han Guo gewonnen. Sie kommen als fertig verwendbare Produkte in der Nahrungsmittelherstellung und für den Küchengebrauch zum Einsatz.

Wo kann man Luo Han Guo kaufen?

Tatsächlich kann man die natürliche Süße bei uns kaufen. Eines der bekanntesten Produkte ist „Luo Han Guo Chong Ji", das als

Instant-Extrakt-Granulat oder löslicher Block erhältlich ist. Es wird von der Firma „Yongfu" auch in Europa verkauft. Man findet es in der Regel preiswert in den meisten Asiashops. Luo Han Guo ist bei uns getrocknet, als Tee, in Form getrockneter Früchte oder als Pulver erhältlich und wird auch im Internet angeboten. Der Preis ist etwa 2–3-mal so hoch wie der von Zucker.

Aber nicht nur das: Man findet zahlreiche weitere Produkte, die Luo Han Guo alleine oder mit anderen Kräutern gemischt enthalten. So gibt es zum Beispiel Mischungen mit Ginkgo gegen Husten, mit Chrysanthemen gegen Hitzschlag und Kopfschmerzen und mit Spargel. Auch grüne oder schwarze Tees mit Luo Han Guo kann man kaufen.

Heilwirkungen

Luo Han Guo ist auch ein wichtiges chinesisches Hausmittel. Professor G. W. Groff und Hoh Hin Cheung erkannten bereits in den dreißiger Jahren, dass die Luo Han-Frucht, wenn sie mit Schweinefleisch verzehrt oder als Tee getrunken wird, vor allem zur Behandlung von Erkältungen und Lungenentzündungen geeignet ist.

Das getrocknete Obst bzw. die frische Frucht hilft bei Sonnenstich, befeuchtet die Lungen, beseitigt Phlegma, stoppt auch chronischen Husten und fördert den Stuhlgang, insbesondere bei Verstopfung im Alter.

Rubusosid – Süße aus Brombeerblättern

Rubusosid ist ein natürliches Süßungsmittel aus den Blättern der süßen chinesischen Brombeere (*Rubus suavissimus S. Lee*, auch *R. chingii Hu* und *R. palmatus Thunb.*). Dieser natürliche Süßstoff ist hitzestabil, hat keine Kalorien und beeinflusst den

Blutzuckerspiegel nicht. Er hat jedoch einen leicht bitteren Nachgeschmack. Man kann ihn über das Internet beziehen, dort kostet er umgerechnet etwas mehr als Zucker. Rubusosid muss vor Feuchtigkeit geschützt gelagert werden, dann hält er aber auch etwa zwei Jahre.

Die chinesische oder süße Brombeere ist in der traditionellen chinesischen Medizin (TCM) seit langer Zeit sehr beliebt. Inzwischen beschäftigen sich auch die Mitglieder der Novel-Foods-Kommission der EU damit. Durchforstet man das Internet unter diesem Aspekt, wird man auch sogleich fündig: Laut Novel-Food-Katalog der Europäischen Kommission wurde die süße Brombeere in der EU bisher nur in Nahrungsergänzungsmitteln verwendet – und nur in dieser Form darf sie verkauft werden, ansonsten müsste man sie als Novel Food zulassen. Die gesetzliche Grundlage dafür ist der Beschluss des Wissenschaftlichen Lebensmittelausschusses der Europäischen Union (SCFCAH) aus dem Jahre 2005. Nach dieser Entscheidung ist durch den ausschließlichen Einsatz in Nahrungsergänzungsmitteln kein „Verzehr in nennenswertem Umfang" gegeben. Deshalb werden süße Brombeerblätter als neuartige Lebensmittelzutat angesehen.

> Laut Novel-Food-Katalog der Europäischen Kommission ist die chinesische Brombeere in der EU nur als Nahrungsergänzungsmittel zugelassen.

Das Risiko, das diskutiert wird, ist die mögliche krebserregende Wirkung der enthaltenen Glykoside.

Die chinesische Brombeere gehört, wie unsere Brombeere, zur Familie der Rosengewäche. Üblicherweise findet man in praktisch allen Rubus-Arten die gleichen Inhaltsstoffe. Im Unterschied zu den europäischen Varianten enthält die chinesische Brombeere allerdings wesentlich mehr Triterpenglykoside, die eine nachgewiesene antioxidative Wirkung haben, den Steviaglykosiden ähneln und ebenso süß schmecken. Bei unseren heimischen Brombeerpflanzen ist das Rubusosid nicht oder nur in verschwindend geringen Mengen zu finden. Dagegen enthalten die chinesischen Brombeerblätter bis zu 8 % Rubusosid.

Man findet die süßen Brombeerblätter in vielen Teemischungen, zum einen in Nieren- und Blasentees, um deren unangenehmen Geschmack zu korrigieren, und zum anderen in Früchtetees – einfach als Süßungsmittel.

In Japan nutzt man die süßen Blätter zur Stärkung der Gesundheit. In China wird der Blättertee als Volksmedikament gegen Bluthochdruck und Diabetes eingesetzt. Die Früchte *(FuPenZhi)* der chinesischen Brombeere werden in der TCM bei Nieren- und Prostata-Leiden verwendet.

Zum Schluss:
Süßen ohne Reue

Alternative Süßungsmittel gibt es in Hülle und Fülle. Völlig natürlich ist Honig, besonders nachhaltig und umweltfreundlich erzeugt ist „Gula Java". Für diejenigen, die Zucker aus gesundheitlichen Gründen nicht essen dürfen (zum Beispiel Diabetiker) oder diejenigen, die Kalorien einsparen wollen, wird die Auswahl schon enger.

Dennoch gibt es zahlreiche Substanzen, die süß schmecken und sogar gleichzeitig gesund sind – ein wertvoller Unterschied zu den künstlichen Süßstoffen. Je nachdem, ob Sie abnehmen wollen, Diabetiker sind oder auch nur Ihre Zähne schonen wollen: Sie finden zahlreiche, natürliche Hilfen dafür. Folgende Auswahl kann ich Ihnen empfehlen:

Süßen mit Zusatznutzen: Der Zuckeralkohol Xylit sorgt bereits ab ca. 6 g täglich für kariesfreie Zähne. Dies erspart viele Schmerzen beim Zahnarzt. Dafür reicht es, wenn man nach jeder süßen Mahlzeit einen Zahnpflegekaugummi kaut oder ein xylithaltiges Bonbon – ohne Zucker versteht sich – lutscht, seinen Morgenkaffee oder -tee damit süßt und die Getränke, die man im Laufe des Tages zu sich nimmt. Auch Zähneputzen – unter Verwendung eines halben Teelöffels Xylit – scheint segensreich. Vorsicht: Die empfohlenen sechs Gramm pro Tag sollten Ihnen keine Probleme bereiten. An größere Mengen muss man sich jedoch langsam über drei bis sechs Wochen gewöhnen, um den Darm nicht zu irritieren.

Wer nicht aufs Geld schauen muss und einen ganz einfachen Umstieg von Zucker auf eine natürliche Substanz ohne Kalorien sucht, die den Blutzuckerspiegel nicht beeinflusst und ebenfalls keine Karies hervorruft, ist mit dem Zuckeralkohol Erythrit gut bedient. Damit kann man sogar ganz normale Kuchenrezepte umsetzen, ohne erst ausprobieren zu müssen, mit welcher Menge man denselben Süßeffekt hat wie mit Zucker. Da Erythrit nicht ganz die Süßkraft von Zucker hat, müssen Sie vielleicht ein bisschen mehr zugeben, als die im Rezept angegebene Zucker-menge. Sonst bleibt alles beim Alten, mit wesentlich weniger Kalorien.

Wer doch ein wenig sparen muss, kann auf natürliche Süß-stoffe umsteigen. Die drei natürlichen Süßstoffe, die erhältlich sind, können Sie speziell nach Ihren Wünschen auswählen. Alle, inklusive Thaumatin, kann man verwenden, wenn man nicht er-hitzen oder kochen muss. Für Kuchen können Sie auf Luo Han Guo oder Rubusosid ausweichen und testen, wie viel Sie zuge-ben müssen, damit das Gebäck ausreichend süß schmeckt.

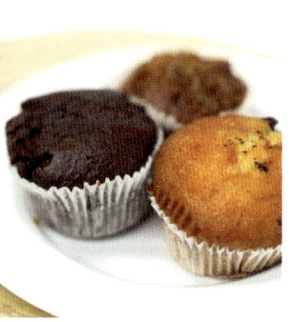

Sollte Ihnen der Geschmack der zugelassenen natürlichen Süßstoffe nicht zusagen, so finden Sie sicher eine Möglichkeit, einen der nicht zugelasse-nen Süßstoffe zu nutzen, indem sie die Pflanzen-stoffe zum Beispiel ganz legal in Form von Tee ver-wenden. Wenn Sie einen „grünen Daumen" haben, können Sie die entsprechende Pflanze auch selbst ziehen, um aus den getrockneten Blättern einen na-türlichen Süßstoff herzustellen. Als Tee oder als Pflanze sind ja einige Stoffe zugelassen.

Man kann davon ausgehen, dass Stevia Ende 2011 zugelas-sen wird. Für diese Alternative gibt es sogar Kochbücher und auch im Internet sind Rezepte verfügbar. Das Süßkraut bzw. den Süßstoff bekommt man inzwischen auch ganz leicht in jedem

Naturkost- oder Bioladen bzw. Reformhaus – nur nicht in der Süßwarenabteilung, wo man ihn vermuten würde. Die anderen Süßstoffe, die noch keine Zulassung haben, sind voraussichtlich noch lange nicht bei uns erhältlich. Hier sollte man auf jeden Fall den Markt beobachten. Erfahrungsgemäß dauert es jedoch Jahre bis Jahrzehnte, bis verbraucherfreundliche Entscheidungen getroffen werden und man weitere natürliche Süßstoffe kaufen kann.

Nun liegt es an Ihnen: Wollen Sie natürliche Süßstoffe ohne Kalorien? Möglichst mit Zusatznutzen für Ihre Gesundheit? Geben Sie absolut gesundheitlich unbedenkliche Substanzen den Vorzug: Ihrem gesunden süßen Leben steht nichts im Wege. Die Verbraucherzentralen raten, die Schwelle für süß über den Gewohnheitseffekt herabzusetzen. Das ist durchaus sinnvoll. Aber warum soll man sich das Leben nicht leichter machen, wenn es doch möglich ist?

In diesem Sinne wünsche ich Ihnen ein süßes Leben ohne Reue.

Ihre *Dr. Andrea Flemmer*

Bezugsquellen für die im Buch empfohlenen Zuckeralternativen können beim Verlag erfragt werden:

VAK Verlags GmbH
Stichwort „Zuckeralternativen"
Eschbachstraße 5
79199 Kirchzarten
Deutschland
Fax +49 (0) 76 61 / 98 71-99
E-Mail: info@vakverlag.de

Anhang

Empfehlenswerte Zuckeralkohole

Zuckeralkohole sind für Diabetiker gut geeignet, da sie kaum bis keine Auswirkungen auf den Insulinspiegel haben. Da sie in der Regel Blähungen und Durchfall hervorrufen, werden anstelle der empfohlenen Höchstmengen meist sogenannte Toleranzwerte angegeben, die problemlos vertragen werden. Es gibt die Zuckeraustauschstoffe auch als Pulver für den Gebrauch im Haushalt.

Zuckeralkohol	Süßkraft*	Toleranzwert (in g)	Kariogenität	Beeinflussung des Insulinspiegels	Kalorien pro Gramm Zucker = 4	Besondere Eigenschaften
Xylit (E 967)	1,0	30 – 50	keine	allenfalls gerinfügig	2,4	für die Zahngesundheit ideal
Laktit (E 966)	0,4	40	vermindert	allenfalls gerinfügig	2	sehr reiner sauberer Süßgeschmack, soll zur Darmgesundheit beitragen
Erythrit (E 968)	0,6-0,8	60 – 80	keine	allenfalls gerinfügig	0,2	schmeckt und sieht aus wie Zucker, soll wie ein Antioxidans wirken. Liefert kaum Kalorien!

Empfehlenswerte Zuckeralkohole (* im Vergleich zu Haushaltszucker/Saccharose)

„Zuckeralkohole sind gut lagerungsfähig, leicht löslich und hitzestabil, so dass sie auch zum Backen verwendet werden können. (...) Geschmacklich sind die Zuckeraustauschstoffe (...)

dem Haushaltszucker sehr ähnlich. Außerdem tragen sie häufig zu einem intensiveren Aroma der Lebensmittel bei, da sie das Eigenaroma zum Beispiel von Früchten verstärken oder als Trägerstoff von Aromen dienen" (TÜV VITACERT GmbH 2003). Finden Sie die gewünschten Stoffe nicht im Supermarkt, Bioladen oder Reformhaus, so ist die Bestellung über das Internet eine Alternative.

Empfehlenswerte natürliche Süßstoffe

Natürlicher-Süßstoff	Süßkraft*	hitzestabil	Wo erhältlich?	Zusätzliche gesundheitl. Vorteile	Unangenehmer Nachgeschmack	Besonderheit
Stevia Blätter	30	ja	zum Teil im Bioladen und -versand, Reformhaus und Internet	ja	leicht	für die Teezubereitung zugelassen
Reines Stevia-Steviosid	300 – 450	ja	siehe oben	ja	leicht	Zulassung vermutlich Ende 2011
Thaumatin	2000 – 3000	nein	zum Teil als Süßstoff, im Einzelhandel und Internet	nein	ja	schon lange zugelassen
Luo Han Guo = Siraita grosvenori	240	ja	meist im Asia- oder Chinashop	ja	nein	trotz Zulassung relativ unbekannt
Luo Han Guo reines Migrosid-Gemisch	300	ja	meist im Asia- oder Chinashop	ja	nein	trotz Zulassung relativ unbekannt
Rubusosid	200	ja	im Internet	ja	ja	nur Zulassung als Nahrungsergänzung

Empfehlenswerte natürliche Süßstoffe (* im Vergleich zu Haushaltszucker/Saccharose)

Erklärung der verwendeten Fachbegriffe

ADI-Wert

Im Prinzip werden alle zugelassenen Zusatzstoffe, zu denen Süßstoffe und Zuckeralkohole gehören, vor ihrer Zulassung durch umfangreiche Untersuchungen getestet. Durch Tierversuche wird ermittelt, welche Mengen dieses Stoffes ein Mensch sein Leben lang täglich zu sich nehmen kann, ohne Schaden zu nehmen. Diese Menge bezeichnet man als den „ADI-Wert" (engl.: *acceptable daily intake* = akzeptable tägliche Aufnahme). Er wird in Milligramm pro Kilogramm Körpergewicht (mg/kg KG) angegeben. Die Dosis, die in den Tierversuchen ermittelt wird, wird meist durch 100 geteilt, da Tierversuche nicht eins zu eins auf Menschen übertragbar sind. Dennoch kann man Wechselwirkungen der Stoffe untereinander und mit anderen Lebensmittelinhaltsstoffen nicht ausschließen. Es können individuelle Empfindlichkeiten auftreten und bei einseitiger Ernährung kann der ADI-Wert durchaus überschritten werden. So trinken zum Beispiel Kinder häufig große Mengen Limonade mit Süßstoffen. Ebenfalls sollte beachtet werden, dass gesundheitliche Bewertungen von verschiedenen Gutachtern oft auch unterschiedlich ausgelegt werden. *„Viele Gutachter sind nicht neutral, weil sie von der Industrie bezahlt werden"*, so die Verbraucherzentrale.

Eines darf man außerdem nicht vergessen: Die Höchstmengen sind nicht allein das Ergebnis wissenschaftlicher Erkenntnisse, sondern sie berücksichtigen auch die Anwendungspraxis.

Aminosäuren

Eiweißbausteine. Werden sie durch chemische Bindungen aneinandergekettet, bilden sie Eiweiße.

Enzym

Eiweißkörper, der als Biokatalysator hochspezifisch einen biochemischen Prozess im Körper beschleunigt und in eine vorteilhafte Richtung lenkt.

Extrakt und Extraktion

Ein physikalisches Verfahren, mit dem die gewünschten Substanzen mit Hilfe eines geeigneten Lösungsmittels aus dem Ausgangsrohstoff herausgelöst werden. Eine Extraktion, die alle kennen, ist zum Beispiel die Zubereitung von Tee. Dabei werden die gewünschten Heil- oder Geschmacksstoffe aus den Teeblättern extrahiert, indem man heißes Wasser als Lösungsmittel verwendet.

Functional Food

„Funktionelle Lebensmittel" oder „Functional Food" sind Lebensmittel, die nicht nur den Zweck von Genuss- und Ernährung erfüllen, sondern zusätzlich auch noch Gesundheit und Wohlbefinden steigern und Krankheitsrisiken reduzieren sollen.

GRAS-Status

Er wird von der US-amerikanischen Food and Drug Administration (FDA) vergeben. Die Buchstaben-Kombination „GRAS" steht für englisch „generally recognized as safe" und bedeutet „völlig unbedenklich".

HbA1 / HbA1c-Wert

Diabetiker müssen ihren Blutzucker regelmäßig messen. Jedoch liefert der aktuelle Blutzuckerwert immer nur eine Momentaufnahme. Er schwankt, je nachdem was der Zuckerkranke gegessen und getrunken oder wie viel er sich bewegt hat. Um eine Einschätzung der Zuckerwerte der letzten sechs Wochen zu bekommen, ermittelt man den HbA1/HbA1c-Wert. Er wird auch als "Blutzuckergedächtnis" bezeichnet, vermittelt ein grobes Bild, wie gut der Blutzuckerspiegel in den letzten Wochen einge- stellt war und sollte vierteljährlich kontrolliert werden. Die Buchstaben Hb stehen dabei für Hämoglobin, den Blutfarbstoff in den roten Blutkörperchen.

Je mehr Zuckerteilchen sich im Blut eines Menschen befin- den, desto mehr von ihnen binden an das Hämoglobin. Diese Kombination ist anfangs ziemlich locker. Sobald der Blutzucker- spiegel wieder sinkt, löst sich der Zucker auch wieder ab.

Beim Diabetiker sieht das anders aus. Ein hoher HbA1c-Wert bei einem Diabetiker bedeutet, dass sein Blutzuckerspiegel in den vergangenen Wochen schlecht eingestellt war.

Bei gesunden Menschen tragen 4–6 % der roten Blutkörper- chen diese ungesunde Zuckerfracht. Bei einem Diabetiker sollte der Wert nicht über 8 % liegen.

Peptide und Eiweiß

Die kleinsten Bausteine von Eiweiß sind Aminosäuren. Sie kön- nen untereinander Bindungen eingehen. Sind weniger als 100 Aminosäuren miteinander verknüpft, spricht man von Peptiden. Sind zum Beispiel zwei dieser Eiweißbausteine miteinander ver- knüpft, spricht man von einem Dipeptid, bei drei Peptiden von einem Tripeptid, bei bis zu 10 Aminosäuren von einem Oligopep- tid. Bei 11–100 Aminosäuren nennt man die Verbindungen Poly- peptide, sind es mehr, spricht man von Eiweißen.

Süßkraft

Maß für das Geschmacksempfinden „süß" im Verhältnis zu Haushaltszucker (in der Regel 3-prozentige Lösung), dessen Süßkraft auf 1 festgelegt wurde.

Quellenverzeichnis

Allen, Diana: *Natural & Healthy Sweeteners*, Salt Lake City: Woodland Publishing, 2009

Baumann, Bruno: „Süßstoffe", in: *foodnews.ch*, Stand: 29.06.2001, Basel: foodnews GmbH, unter: www.foodnews.ch/x-plainmefood/20_lebensmittel/Suessstoffe.html#Struktur [31.08.2011]

Behncke, Stefanie: *Effekte des Süßstoffkonsums auf Nahrungsaufnahme und Stoffwechsel. Bachelorarbeit im Fachbereich Ökotrophologie der Justus-Liebig-Universität Gießen*, Hamburg: Diplomica Verlag, 2009 (nur als E-Book)

Berges, Ulrike: „Dolce vita dank Süßstoffen?", in: *UGB-Forum* Nr. 2, 2001, Wettenberg/Gießen: Verband für Unabhängige Gesundheitsberatung e. V., S. 91-94

Berghofer, Emmerich: *Zusatzstoffe, Aromen und Enzyme in der Lebensmittelindustrie. Abschätzung der Auswirkungen des „Food Improvement Agents Package" auf Forschung, Entwicklung und Anwendung*, Wien: Bundesministerium für Gesundheit, Sektion II, 2010, unter: www.bmg.gv.at [30.08.2011]

Biesalski, Hans-K, Bischoff, Stephan C., Puchstein, Christoph (Hrsg.): *Ernährungsmedizin: Nach dem Curriculum Ernährungsmedizin der Bundesärztekammer*, Stuttgart: Thieme, 2004, 3. Auflage

Der Brockhaus, Ernährung, Mannheim: Brockhaus 2008, 3. Auflage

Bundesinstitut für Risikobewertung: *Novel Foods*, unter: www.bfr.bund.de/cd/215 [30.08.2011]

Bundesamt für Verbraucherschutz und Lebensmittelsicherheit: *Novel-Food*, unter: www.bvl.bund.de [30.08.2011]

Blawat, Katrin: „Perspektivwechsel – Entscheidung für die Gentechnik", in: *sueddeutsche.de*, 21.01.2010, München: Süddeutsche Zeitung GmbH, unter: www.sueddeutsche.de/wissen/584/500847/text [30.08.2011]

Dagmar: „Japanischer Tee zu Ehren von Buddha: Der Amacha-Tee", in: *kraeuterallerlei.de*, Stand: 13.02.2010, Berlin: Searchmetrics GmbH, unter: www.kraeuterallerlei.de/japanischer-tee-zu-ehren-von-buddha-der-amacha-tee/ [01.09.2011]

Donner, Susanne: „Zucker: Die Fruktose-Falle", in: *stern.de*, 19.09.2006, Hamburg: stern.de GmbH, unter: www.stern.de/wissen/ernaehrung/zucker-die-fruktose-falle-569663.html [31.08.2011]

Fachgesellschaft für Ernährungstherapie und Prävention (FET) e.V.: *Ernährungstherapeutische Ansätze Diabetes mellitus Typ 2*, unter: www.fet-ev.eu/index.php?option=com_content&view=article&id=165:ernaehrungstherapeutische-ansaetze-diabetes-mellitus-typ-2&catid=44:ernaehrungstherapien&Itemid=86 [30.08.2011]

Flemmer, Andrea: *Das Anti-Krebs-Kochbuch*, Melsungen: Neumann-Neudamm, 2006

Flemmer, Andrea: *Apotheke Regenwald*, Weil der Stadt: NaturaViva, 2009

Flemmer, Andrea: *Gesunde Ernährung ab 40*, Hannover: Schlütersche Verlagsgesellschaft, 2011

Flemmer, Andrea: *Das Mineralstoff-Kochbuch*, Melsungen: Neumann-Neudamm, 2004

Flemmer, Andrea: *Mood-Food – Glücksnahrung*, Hannover: Schlütersche Verlagsgesellschaft, 2011

Flemmer, Andrea: *Nervennahrung*, Hannover: Schlütersche Verlagsgesellschaft, 2011

Flemmer, Andrea: *„Ein verbotener Süßstoff macht Karriere! STEVIA"*, in: *Natur & Heilen*, Nr. 2, 2009, München

Forum Bio- und Gentechnologie (Hrsg): „Erythrit", in: *transgen.de*, Stand: November 2008, unter: www.transgen.de/datenbank/zusatzstoffe/357.erythrit_e_968.html [31.08.2011]

Fraunhofer-Institut für Grenzflächen- und Bioverfahrenstechnik IGB: „Neuer Süßstoff Thaumatin – Verfahren zur Verwertung einer afrikanischen Kulturpflanze", in: *igb.fraunhofer.de*, unter: www.igb.fraunhofer.de/de/kompetenzen/umweltbiotechnologie/industrielle-biotechnologie/neuer_suessstoff_thaumatin.html [31.08.2011]

Gare, Fran: *The Sweet Miracle of Xylitol*, Laguna Beach, CA: Basic Health Publications, 2003

Geuns, J.M.C.: *Europäisches Stevia Forschungszentrum*, Leuven: Katholieke Universiteit, Stand: 15.10.2003, unter: www.kuleuven.ac.be/bio/biofys/ESC/ESC.htm [31.08.2011]

Geupel, Markus: „Die Geschmacksqualitäten "Süß " und "Sauer"", Universität zu Köln, Wintersemester 1999-2000, unter: www.sinnesphysiologie.de/proto00/ws99_00/Schmecken/suess_sausa.htm [31.08.2011]

Groß, Michael: „Geschmacksverändernde und süße Proteine", in: *Spektrum der Wissenschaft* Nr. 10, Oktober 1998, Heidelberg: Spektrum der Wissenschaft Verlagsgesellschaft mbH, S. 26-27, online unter: www.spektrum.de/artikel/824891 [31.08.2011]

Haizmann, Melanie: „Andechser Bio-Joghurt mit Stevia", in: *essen-und-trinken.de*, Stand: 11.02.2011, Hamburg: Exclusive & Living digital GmbH, unter: www.essen-und-trinken.de/news/andechser-bio-joghurt-mit-stevia-1013238.html [31.08.2011]

Horn, Helmut: *Was schmeckt süß? – Natürliche Süßungsmittel*, unter: http://www.landwirtschaft-mlr.baden-wuerttemberg.de/servlet/PB/-s/1te45u7e7d2vrkt1g01xb7hd013qwz14/show/1276211/ern_Was%20schmeckt%20s%20S%FC%DF-nat.%20S%FC%DFungsmittel.pdf [31.08.2011]

Hüwer, Hans-Dieter: *Vorbeugung gegen Zahnfäule (Karies)*, unter: www.drhuewer.de/medinfo/KARIES.pdf [31.08.2011]

Jones, Lon: *No More Allergies, Asthma or Sinus Infections*, Freedom Press, 2010

Kinghorn, A. Douglas und Soejarto, Djaja Djendoel: „Discovery of terpenoid and phenolic sweeteners from plants", in: *Pure and Applied Chemistry* Vol. 74, No. 7, 2002, S. 1169–1179, online unter: http://old.iupac.org/publications/pac/2002/pdf/7407x1169.pdf [31.08.2011]

Koerber, Karl von, Männle, Thomas, Leitzmann, Claus: *Vollwert-Ernährung. Konzeption einer zeitgemäßen und nachhaltigen Ernährung*, Stuttgart: Karl F. Haug Verlag, 2004

Katzer, Gernot: „Perilla (Perilla frutescens [L.] Britton)", in: *uni-graz.at*, Stand: 19.09.2006, unter: www.uni-graz.at/~katzer/germ/Peri_fru.html [01.09.2011]

Leitzmann, Carl et al.: *Ernährung in Prävention und Therapie*, Stuttgart: Hippokrates Verlag, 2005

Mäkinen, Kauko K., Jones, Alonzo H, Peldyak, John: *Xylitol: An Amazing Discovery for Health*, Salt Lake City: Woodland Publishing, 2007

Maschkowski, Gesa, Krull, Heike, Rempe, Christina: „Süßstoffe und Zuckeraustauschstoffe", in: *was-wir-essen.de*, Bonn: aid infodienst, unter: www.was-wir-essen.de/abisz/suessstoffe.php [31.08.2011]

Müller, Dirk: „Süßstoff Stevia – Lebensmittelriesen starten die Zucker-Revolution", in: *spiegel.de*, Stand. 22.04.2010, Hamburg: SPIEGEL ONLINE GmbH, unter: www.spiegel.de/wirtschaft/unternehmen/0,1518,687925,00.html [31.08.2011]

Nayal, Ream: *Phytochemische und pharmazeutisch-biologische Untersuchungen an der aztekischen Süßpflanze Lippia dulcis Trev. –* Dissertation an der Freien Universität Berlin, Berlin: 2009, online unter: www.diss.fu-berlin.de/diss/receive/FUDISS_thesis_000000010099 [31.08.2011]

Ohne Verfasser: „Blitzschnelle Vermehrung von Krebszellen mit Hilfe von Fructose", in: *zentrum-der-gesundheit.de*, Stand: 30.08.2010, Baar: Neosmart Consulting AG, unter: www.zentrum-der-gesundheit.de/krebs-zucker-ia.html [01.09.2011]

Ohne Verfasser: „EFSA: Freispruch für Stevia", in: *oekotest.de*, Stand: 25.06.2010, Frankfurt: Öko-Test Verlag GmbH, unter: www.oekotest.de/cgi/index.cgi?artnr=10689;gartnr=90;bernr=04;co=; suche=EFSA%20Freispruch%20für [31.08.2011]

Ohne Verfasser: „In vielen Pflanzen wie Stevia stecken natürliche, süße Inhaltsstoffe", in: *gesundheitsnews.imedo.de*, Stand: 22.01.2010, Berlin: imedo GmbH, unter: http://gesundheitsnews.imedo.de/news/1014878-in-vielen-pflanzen-wie-stevia-stecken-naturliche-suse-inhaltsstoffe [31.08.2011]

Ohne Verfasser: „Natursüßstoff Stevia: Als Badezusatz zugelassen, als Lebensmittel verkauft – Fehlende Zulassung als Lebensmittel gefährdet Gesundheit der Verbraucher", in: konsumo.de, Stand: 30.06.2009, Köln: konsumo GmbH, unter: www.konsumo.de/news/3152-Stevia-S%C3%BC%C3%9Fstoff-Zulassung-Lebensmittel [31.08.2011]

Ohne Verfasser: „Natursüßstoff Stevia: Zulassung in der EU überfällig – UN-Expertengremium attestiert Unbedenklichkeit des pflanzlichen Zuckerersatzes", in: *konsumo.de*, Stand: 01.09.2008, Köln: konsumo GmbH, unter: www.konsumo.de/news/2466-Natursüß%C3%BC%C3%9Fstoff-Stevia-Forderungen-nach-Zulassung-in-der-EU [31.08.2011]

Ohne Verfasser: „Stevia: Frankreich genehmigt den Natursüßstoff", in: *konsumo.de*, Stand: 12.10.2009, Köln: konsumo GmbH, unter: www.konsumo.de/news/3403-Stevia-EU-Frankreich-Zulassung-Naturs%C3%BC%C3%9Fstoff-Zuckerersatz [31.08.2011]

Pantleon, Eva: „Stevia – wie unbedenklich ist ‚der gesunde Süßstoff' wirklich?", in: *phytodoc.de*, Stand: 13.08.2009, Heidelberg: PhytoDoc Ltd., unter: www.phytodoc.de/artikel/stevia-8211-wie-unbedenklich-ist-der-gesunde-suessstoff-wirklich/ [31.08.2011]

Peter, Kristina: „Xylit – Das süße Wunder", in: *besser leben* Nr. 30, November 2008, Kirchheim: Sabine Hinz Verlag, S. 7-15

Rabenstein, Inge: „Chinesische Brombeere – Rubus palmatus", Beitrag in: *heilpraktiker-foren.de*, Stand 06.07.2008, unter: www.heilpraktiker-foren.de/forum/showthread.php?t=7777 [31.08.2011]

Sabersky, Annette: „Süßstoffe: Dicker Schwindel", in: *Öko-Test* Nr. 3, März 2011, Frankfurt: Öko-Test Verlag GmbH

Schröder, Tim: „Geschmackssinn - Unmögliches geschieht im Mund", in: *faz.net*, 17.03.2010, Frankfurt: Frankfurter Allgemeine Zeitung GmbH unter: http://m.faz.net/Rub268AB64801534CF288DF93BB89F2D797/Doc~E2C41A 33126734DD295AF757A4512CC88~ATpl~Epartner~Ssevenval~Scontent.xml [31.08.2011]

Sütterlin, Sabine: „200000 Mal süsser als Zucker", in: *NZZ Folio* Nr. 3, 2006, Zürich: Neue Zürcher Zeitung AG, online unter:

www.nzzfolio.ch/www/d8obd71b-b264-4db4-afdo-277884b93470/
showarticle/d5f899db-d6b4-4dc5-8d32-f3b56388035e.aspx [31.08.2011]

TÜV VITACERT GmbH (Hrsg.): „Vitacert über Süßungsmittel in Lebensmitteln",
in: *VITACERT* Nr. 4, Oktober 2003, München, online unter:
www.tuev-sued.de/uploads/images/1137565541562582099221/tuev_
zusatzstoffe4.pdf [31.08.2011]

Verbraucherzentrale Nordrhein-Westfalen (Hrsg.): *Gesundheitskost gesunde
Kost? – Ein Wegweiser durch Werbung und Wirklichkeit*, Düsseldorf, 1999

Verbraucher-Zentrale Hamburg e. V. (Hrsg.): *Was bedeuten die E-Nummern? –
Lebensmittel-Zusatzstoffliste*, Hamburg, 2006, 64. Auflage

Verschiedene Verfasser: „Fruktose-Fruchtzucker – Informationssammlung", in:
ernährungswerkstatt.de, Stand: 15.09.2008, unter: www.ernaehrungsdenk-
werkstatt.de/fileadmin/user_upload/EDWText/TextElemente/Ernaehrungs-
wissenschaft/Fruktose_Infos_15_09_08.pdf [31.08.2011]

Verschiedene Verfasser: Seiten „Alant", „Brazzein", „Cumarin", „Erythrit",
„Guanidin", „Gustatorische Wahrnehmung", „HbA1c", „Inosit", „Inulin",
„Mabinlin", „Neotam", „Novel Foods", „Pentadin", „Perillartin", „Süßstoff",
„Thaumatin", „Yacón", in: *Wikipedia, Die freie Enzyklopädie*, unter:
http://de.wikipedia.org [alle abgerufen am 01.09.2011]

Vollborn, Marita, Georgescu, Vlad D.: *Die Joghurt-Lüge: Die unappetitlichen
Geschäfte der Lebensmittelindustrie*, Frankfurt: Campus Verlag, 2006

Walter, Janett, Hogen, Dieter: „Welche Süße ist gesund?", in: *de.take-
themagicstep.com*, Boca Raton: Take The Magic Step, LLC, unter:
http://de.takethemagicstep.com/coaching/athleten/ernaehrung/welche-
suese-ist-gesund/ [31.08.2011]

Wilson, Edward O.: *Der Wert der Vielfalt*, München: Piper, 1995

Verbraucher-Initiative e.V. (Hrsg.): „Erythrit (E 968)", in: *zusatzstoffe-online.de*,
Stand: 19.11.2008, Berlin, unter: www.zusatzstoffe-online.de/zusatz-
stoffe/328.e968_erythrit.html [01.09.2011]

Weitere Informationen zu verschiedenen Zuckeralternativen:

Fruktose, unter: www.originalhealth.net/ernaehrung/gefahren-von-fruktose-
teil-2 [01.09.2011]

Kokosblütenzucker (Bio-Kokoszucker), unter:
www.noblehouse.tk/html/duits/Gula_Java/Kokosbluten_Zucker/
Bilder_Gula_Java.html [01.09.2011]

Lippia dulcis – Aztekisches Süßkraut – Verbenaceae, in: *green-24.de*, Stand:
12.12.2007 unter: http://green-24.de/forum/ftopic19166.html [01.09.2011]

Stevia, unter: www.freestevia.de [01.09.2011]

Yacón-Wurzel, unter: http://german.alibaba.com/product-tp/yacon-root-
100548588.html [01.09.2011]

Über die Autorin

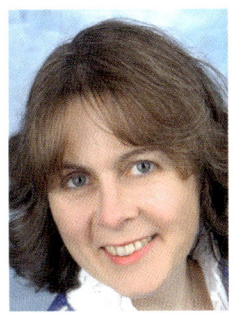 Dr. Andrea Flemmer ist Diplom-Biologin und promovierte am Institut für Lebensmitteltechnologie der TU München. Sie hält seit 1985 Vorträge zu Ernährungs-, Gesundheits- und Umweltthemen. Ab 1991 arbeitete sie als kommunale Umweltschutzbeauftragte. Nach der Geburt ihrer Tochter verlegte sie sich aufs Bücherschreiben. Sie verfasste zahlreiche populäre Publikationen zu Gesundheits- und Ernährungsthemen sowie Veröffentlichungen in den Fachmedien.

Einige ihrer bisherigen Titel:
- *Das Anti-Krebs-Kochbuch* (2006)
- *Apotheke Regenwald* (2009)
- *Bio-Lebensmittel* (2011)
- *Gesunde Ernährung ab 40* (2011)
- *Mood-Food – Glücksnahrung* (2011)
- *Nervennahrung* (2009)
- *Das Mineralstoff-Kochbuch* (2004)
- *Das Multivitamin-Kochbuch* (2004)
- *Die Vitaminlüge* (2005)

William L. Wolcott, Trish Fahey:

Metabolic Typing

Essen, was mein Körper braucht

Leseprobe: www.vakverlag.de

Es gibt viele Ernährungsarten, die Gesundheit und Leistungsfähigkeit versprechen. Und jede hat ihren Platz und funktioniert – nur eben nicht für jeden.

Der Grund: Menschen unterscheiden sich in vielen Facetten ihres Stoffwechsels. Was für den einen gesund und leistungsfördernd ist, ist dem anderen abträglich.

Diese neue Methode bestimmt die vielen individuellen Facetten des eigenen Stoffwechsel-Typs mit einem umfangreichen Fragebogen zum Selbstauswerten. So kann jeder die Ernährung finden, die ihm entspricht und die ihm gut tut.

302 Seiten, 20 Abb. und zahlreiche Tabellen, Paperback (15 x 21,5 cm)
ISBN 978-3-86731-107-6

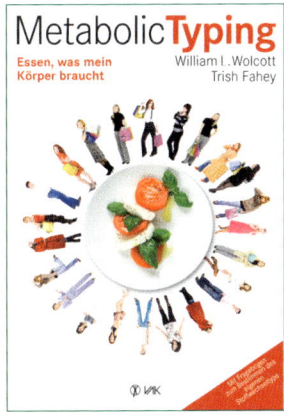

Franz Binder, Josef Wahler:

Zucker – der süße Verführer

Alles Wissenswerte und praktische Gesundheitstipps

Leseprobe: www.vakverlag.de

Rund 45 Kilo raffinierten Zucker jährlich nimmt der deutsche Durchschnittsverbraucher zu sich – eine süße, aber höchst ungesunde Lebensweise. Zucker macht nicht nur dick, sondern bedroht auch die Gesundheit.

Dieser Gesundheitsratgeber hilft, den Zuckerkonsum ohne Verzichtgefühle zu reduzieren: Das praktische Anti-Zucker-Programm zeigt, wie man in nur sieben Schritten lernen kann, mit weniger oder sogar ganz ohne Zucker auszukommen. Mit umfassenden Informationen auf Basis neuester ernährungswissenschaftlicher Erkenntnisse und zahlreichen Tabellen, die den versteckten Zuckergehalt angeben.

176 Seiten, zahlreiche Tabellen, Paperback (13 x 20,5 cm)
ISBN 978-3-935767-37-8

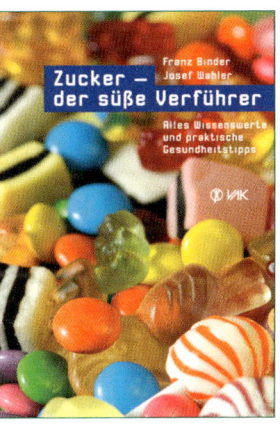

Peter Königs:

Das Kokosbuch

Natürlich heilen und genießen mit Kokosöl und Co.

Leseprobe: www.vakverlag.de

Kokosöl und Co. – wie Mehl, Milch, Flocken und Wasser aus der Kokosnuss – schmecken ausgesprochen gut und sind gesundheitsfördernd, immunstärkend und erleichtern das Abnehmen.

Der umfassende Ratgeber des erfahrenen Autors berücksichtigt aktuelle wissenschaftliche Studien, enthält alles Wissenswerte zum Thema Fettsäuren und erläutert verständlich, auf welche Gesundheitsprobleme Kokosöl sich positiv auswirkt. Mit praktischen Tipps, wie Sie aus jedem gängigen Rezept ein Kokosrezept machen können.

176 Seiten, 67 Abbildungen, Paperback (16 x 22,5 cm)
ISBN 978-3-86731-127-4

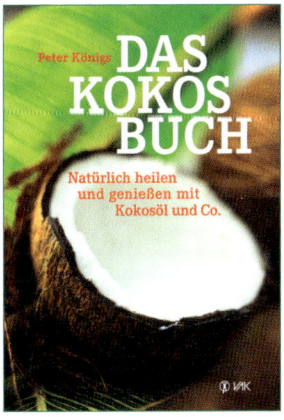

Abonnieren Sie unseren Newsletter (gratis) unter: www.vakverlag.de

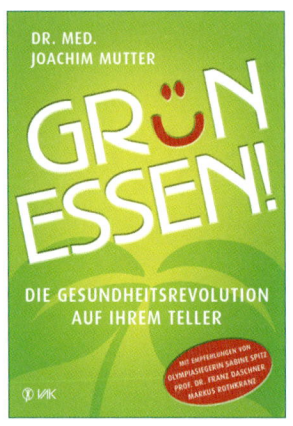

Dr. med. Joachim Mutter:

Grün essen!

Die Gesundheitsrevolution auf Ihrem Teller

Leseprobe: www.vakverlag.de

Dr. Joachim Mutter räumt mit gängigen Ernährungsempfehlungen und Diätansätzen auf und erklärt allgemein verständlich, welche gesundheitsschädigenden Vorgänge bei einer konventionellen Ernährungsweise in unserem Körper ablaufen. Dr. Mutter, der sich selbst durch konsequente Nahrungsumstellung von einer schweren Erkrankung geheilt hat, weiß, wie wir uns fit und gesund essen können: mit einer vitalstoffreichen, rohkostbetonten Ernährung.

Der Ratgeber liefert neue Impulse für Gesunde und Kranke, für Ärzte und Heilpraktiker, für Ernährungsberater und Sportler, ... kurz: für alle, die voller Energie und Vitalität sein wollen und ihre Gesundheit selbst in die Hand nehmen möchten.

176 Seiten, 35 Fotos, Paperback (16,5 x 22,5 cm)
ISBN 978-3-86731-098-7

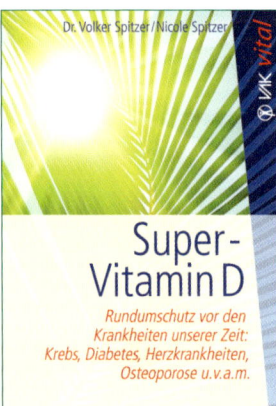

Dr. Volker Spitzer, Nicole Spitzer:

Super-Vitamin D

Rundumschutz vor den Krankheiten unserer Zeit

Leseprobe: www.vakverlag.de

Bislang wurde Vitamin D hauptsächlich verabreicht, um Kinder vor Rachitis und Erwachsene vor Osteoporose zu schützen. Aktuelle Studien belegen jedoch, dass Vitamin D nicht nur Krankheiten vorbeugt, z. B. Krebs, Herzinfarkt und Diabetes, sondern diese auch heilen kann. Doch unsere Versorgung mit Vitamin D ist Besorgnis erregend: Mehr als die Hälfte aller Deutschen hat einen Vitamin-D-Mangel; bei den über 65-Jährigen sind es sogar 75 %. Dieser Ratgeber liefert Ihnen praktische Strategien für eine gesundheitsfördernde Vitamin-D-Versorgung.

128 Seiten, 15 Fotos, Paperback (15 x 21,5 cm)
ISBN 978-3-86731-053-6

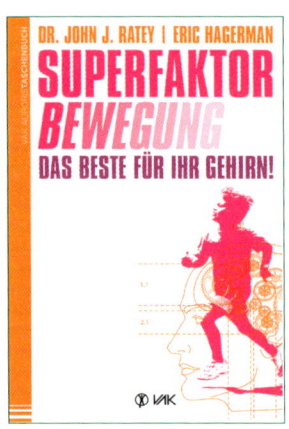

John Ratey, Eric Hagerman:

Superfaktor Bewegung

Leseprobe: www.vakverlag.de

Jeder weiß, dass Bewegung gesund ist und die Konzentrationsfähigkeit bei Alt und Jung steigert. „Superfaktor Bewegung" ist das erste und einzige Buch, das ausführlich und umfassend darüber informiert, was Bewegung in unserem Gehirn bewirkt. Der bekannte Psychiater Dr. Ratey zeigt in leicht verständlicher Weise und mit vielen anschaulichen Fallbeispielen, wie und warum körperliche Betätigung nicht nur die Entwicklung von Intelligenz, sondern auch das soziale und emotionale Verhalten fördert und hilft, Krankheiten zu vermeiden.

Mit einem einfachen Übungsprogramm – so kommen Ihr Körper und Ihr Gehirn optimal in Form!

VAK-Taschenbuch, 352 Seiten, Paperback (12 x 19 cm)
ISBN 978-3-86731-129-8

Bestellen Sie unsere kostenlosen Kataloge unter: www.vakverlag.de